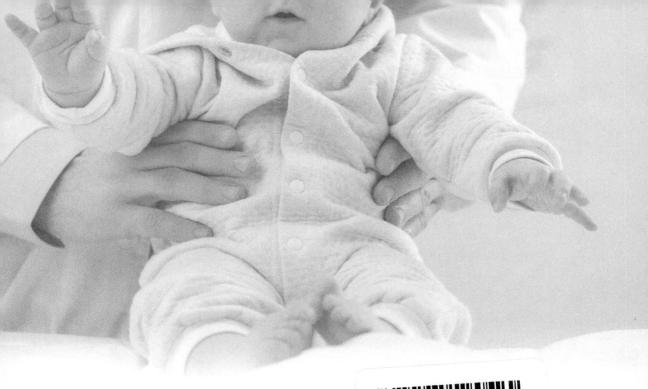

U0254885

儿科
临床护理实践

李　芸◎编著

四川科学技术出版社

图书在版编目（CIP）数据

儿科临床护理实践 / 李芸编著 . — 成都：四川科学技术出版社，2023.3

ISBN 978-7-5727-0918-0

Ⅰ . ①儿… Ⅱ . ①李… Ⅲ . ①儿科学—护理学 Ⅳ . ① R473.72

中国版本图书馆 CIP 数据核字（2023）第 046173 号

儿科临床护理实践
ERKE LINCHUANG HULI SHIJIAN

主　　编	李　芸
出 品 人	程佳月
责任编辑	仲　谋
封面设计	星辰创意
责任出版	欧晓春
出版发行	四川科学技术出版社
	成都市锦江区三色路 238 号　邮政编码　610023
	官方微博　http://weibo.com/sckjcbs
	官方微信公众号　sckjcbs
	传真　028-86361756
成品尺寸	185 mm×260 mm
印　　张	7
字　　数	140 千
印　　刷	天津市天玺印务有限公司
版　　次	2023 年 3 月第 1 版
印　　次	2023 年 3 月第 1 次印刷
定　　价	55.00 元

ISBN 978-7-5727-0918-0

邮　　购：成都市锦江区三色路 238 号新华之星 A 座 25 层　邮政编码：610023
电　　话：028-86361770

PREFACE

前 言

护理学是将自然科学与社会科学紧密联系起来的，为人类健康服务的综合性应用学科。随着医学科学的迅速发展和医学模式的转变，护理学领域也发生了翻天覆地的变化。为促进广大儿科护理人员在临床工作中全面地认识各科的疾病，普及相关护理知识，满足儿科护理从业者的医学需求，本书从儿科护理学的范围、特点，儿童年龄分期及各期特点，以及儿科护士在护理中需要具备的素质出发，详细阐述了儿科临床护理的原理和实践。

本书分为七章，第一章内容包含配奶、换尿布、沐浴、臀红护理、眼部护理、口腔护理等儿科基础护理，第二章内容包含头皮静脉输液护理技术、外周静脉置管护理技术、中心静脉置管护理技术等常用护理技术，第三章至第七章内容包含儿科消化系统疾病、呼吸系统疾病、血液系统疾病、循环系统疾病以及传染性疾病的临床表现、辅助检查、治疗原则、护理评估、护理诊断、护理措施及健康指导等。本书根据笔者多年儿科临床护理经验整合了相关内容，对临床护理管理者有一定的参考价值。除了探讨儿童各大系统的生理特点外，还讲解了各大系统常见疾病的详细护理操作流程，不仅可以帮助临床儿科护士梳理各项操作的流程和注意事项，也为科室对护理人员的考核提供了参考依据。

本书贯穿现代化护理思想，凸显"以人的健康为中心"的现代护理理念，涵盖了我国最新护士执业资格考试大纲中儿科护理所涉及的大部分内容，并参阅了大量国内外权威专著及近年来的相关文献资料，注重儿科护士核心能力的培养，内容力求贴近临床、体现护理专业特点，突出以能力为本位的培养理念，构建理论知识与临床实践相结合的护理模式。

本书旨在为临床护理人员提供最新的理论，指导护理人员熟练掌握基本临床护理技能，提高专业能力和技术水平。希望本书的出版能为临床儿科护理人员的工作实践带来一定的帮助。

CONTENTS
目 录

第一章　儿科护理学基础

第一节　儿科护理学概述

一、儿科护理学的范围和儿童的整体特点

（一）儿科护理学的范围

儿科护理学是研究儿童生长发育规律、儿童保健、疾病防治及护理，以促进儿童身心健康的学科，是医学护理科学的主要组成部分之一。儿童的年龄范围是胎儿期至青春期，这一时期在人的一生中占有特殊的地位。随着医学和护理学的不断发展进步及其模式的转变，儿科护理学已成为为儿童健康服务的独立性应用科学。

儿科护理学的任务是研究儿童的生长发育特点、疾病防治和保健规律，根据各年龄阶段儿童的体格、智力发育和心理行为特点，提供"以儿童家庭为中心"的全方位整体护理，增强儿童体质，最大限度地降低儿科疾病的发病率和死亡率，提高疾病的治愈率，保障和促进儿童的身心健康。

（二）儿童的整体特点

儿科护理学研究和服务的对象是体格与智能都处于不断生长发育中的儿童，其解剖、生理、病理，疾病种类及临床表现、诊治、预防，以及护理等方面都与成人有许多不同，且年龄越小差别越大；因此，护理上应有其独特之处。

1. 解剖特点

儿童从出生到长大成人，外观在不断地变化，如体重、身长（高）、胸围、头围等的增长，骨骼的发育、囟门的闭合、身体各部分比例的改变等。内脏器官如心、肝、肾等的位置、大小，以及神经、肌肉、皮肤等均随儿童年龄的增长而变化。如小婴儿的头部相对较重，颈部肌肉和颈椎发育相对滞后，抱婴儿的时候要注意保护其头部；儿童髋关节附近的韧带较松，臼窝较浅，护理时动作应轻柔，避免损伤及脱臼。熟悉这些儿童的生长发育规律，及时识别异常，发现偏差，才能做好保健护理工作。

2. 生理特点

儿童年龄越小，生长发育速度越快，对营养物质的需求量也相对比成人多。儿童胃肠

消化功能尚未发育成熟，若喂养不当，极易引起营养缺乏和消化系统功能紊乱。婴儿代谢旺盛而肾功能较差，故比成人更容易发生水和电解质紊乱。此外，不同年龄的儿童生理、生化正常值如呼吸、心率、血压、体液成分、周围血象等与成人有许多区别，应注意正确判断和处理。

3. 病理和临床表现特点

人体对致病因素的反应会因年龄的不同而出现差异，从而发生不同的病理改变。如维生素 D 缺乏时，婴儿易患佝偻病，而成人则表现为骨软化症；同为肺炎链球菌所致的肺部感染，婴儿常为支气管肺炎，而年长儿和成人则表现为大叶性肺炎。儿童疾病种类及临床表现与成人有很大不同，如儿童心脏病中以先天性心脏病为多见，成人则以动脉粥样硬化性心脏病为常见。婴幼儿先天性、遗传性和急性感染性疾病较成人多见，且患急性感染性疾病时起病急、来势凶，常因缺乏免疫力而易并发败血症，伴有呼吸、循环衰竭和水、电解质紊乱；病情易反复波动，变化多端，应密切观察、及时处理。此外，年幼儿常不能自诉病情，医生接诊时除向家长详细询问病史外，还应密切观察病情变化，及时掌握第一手资料，结合必要的辅助检查，早期作出正确的诊断和治疗。同时，良好、细致的护理也非常重要。

4. 免疫与疾病预防特点

儿童皮肤黏膜娇嫩，屏障功能差，淋巴系统发育未成熟，体液免疫和细胞免疫功能均不健全，防御能力差。出生 6 个月内的婴儿从母体获得特异性抗体——免疫球蛋白 G（IgG），形成暂时被动免疫，因而患某些传染病的机会较少；6 个月后，来自母体的 IgG 浓度下降，其自行合成 IgG 的能力不足，一般六七岁时才能达到成人水平，故婴幼儿在这段时期易受感染。婴幼儿分泌型免疫球蛋白 A（SIgA）缺乏，易患呼吸道及消化道感染。儿童体内其他体液因子如补体、趋化因子、调理素等的活性和白细胞的吞噬能力也不足，护理中应特别注意消毒隔离。儿童出生后应尽早筛查，对某些先天性、代谢性与遗传性疾病应及时作出判断，早期加以干预和矫治，可防止发展为严重伤残。应对儿童开展计划免疫，加强传染病管理，降低儿童传染病发病率和死亡率。还应加强儿童时期肥胖的控制，减少成人后高血压、动脉粥样硬化性心脏病的发生。因此做好儿童时期疾病的预防，不仅可以增强儿童体质，而且可以及时发现和治疗一些潜在疾病，从而保证成年期的健康。

5. 预后特点

儿童期疾病虽然起病急、来势凶、变化多，但若能及时有效诊治和护理，病情恢复也较快，其各脏器组织修复和再生能力较成人强，后遗症较少。年幼体弱、危重患儿的病情变化迅速，可能在未见明显临床症状时即发生猝死，应严密监护，随时发现病情的细微变化，采取有效措施，积极抢救，使之度过危急期。

6.心理行为发育特点

儿童期的心理行为发育和个性的发展很重要，受家庭、学校和社会多方面的影响。由于儿童身心发育不成熟，依赖性较强，又不易合作，护理中应以儿童家庭为中心，与其父母、教师等共同配合，依照不同年龄阶段的儿童心理行为发育特征及需求，调动全社会共同参与，采取相应的护理措施，促进儿童身心健康成长，提高人口质量。

二、儿童年龄分期及各期特点

在不同年龄阶段，儿童的解剖、生理和生长发育特点，疾病的预防、保健及护理等要点并不相同，为了使讲解更有针对性，本书将儿童年龄划分为 7 个时期。

（一）胎儿期

从卵细胞和精子结合到胎儿娩出称为胎儿期，约 40 周（280 天）。此期特点是胎儿生长发育迅速，营养完全依靠母体供给。孕妇的健康状况、营养、情绪、工作生活条件、周围环境等对胎儿生长发育都有直接影响，尤其是胚胎发育的前 8 周，如孕妇遭受病毒感染、创伤、放射性物质、药物滥用等不良因素影响，可造成死胎、流产、先天畸形及胎儿脑发育障碍等。因此，此期加强孕妇和胎儿保健十分重要。

（二）新生儿期

从胎儿娩出、脐带结扎到出生后满 28 天，称为新生儿期（从孕期满 28 周至生后 7 天称为围生期）。此期儿童脱离母体开始独立生活，内外环境发生巨大变化。而新生儿生理调节功能尚未成熟，对外界适应能力差，易受外界环境影响而发病，常见疾病有产伤、窒息、出血、溶血、感染、硬肿病和先天畸形等。新生儿期不仅疾病发病率高，死亡率也高，应特别加强这一时期的护理。注意新生儿的保暖，细心喂养，加强隔离及消毒工作，防止各种感染，帮助新生儿安全度过此期。

（三）婴儿期

婴儿期指出生到满 1 周岁之前。此期为儿童生长发育最迅速的时期，故对营养素和能量的需求相对较大。但婴儿消化吸收功能尚未完善，易发生营养缺乏和消化紊乱。此期从母体获得的抗体逐渐消失，而婴儿自身免疫功能尚未成熟，5 个月大后易患感染性疾病。因此，此期护理要点是大力提倡母乳喂养，按时添加辅食，给予适当的断奶饮食，做好计划免疫，提高儿童免疫力，预防各种急性传染病。

（四）幼儿期

1 周岁到满 3 周岁为幼儿期。此期儿童生长发育速度较前减慢，由于接触外界环境机会增多，智能发育较前迅速，运动、语言、思维与社会适应能力逐渐增强，独立性和自主性不断发展。因其自身防护能力差，识别危险的能力不足，易受不良因素影响发生疾病和性格行为的偏离。此期儿童乳牙出齐，断乳后饮食从乳类逐渐转为饭菜食物。此期护理要点是注意断乳后的喂养，加强安全防护，防止意外创伤和中毒发生，预防各种疾病，予以智力的开发。

（五）学龄前期

3周岁到入学前（6～7岁）为学龄前期。此期儿童体格发育呈稳步增长，中枢神经系统发育趋向成熟，智能发育更为迅速，理解能力增强，好奇、好问、好模仿，而安全保护意识尚不足，烧伤、溺水等意外事故常有发生。随着语言能力的发展和社会关系的拓展，儿童自我观念开始形成，且具有高度可塑性。此期的护理重点为加强安全防护，做好预防保健，培养良好的道德品质、个性及生活习惯，为入学打好基础。

（六）学龄期

从入学期（6～7岁）到青春期前（女孩11～12岁、男孩13～14岁）为学龄期。此期儿童体格生长速度相对较慢，除生殖系统外，身体各器官系统都已逐步发育成熟。乳牙开始逐渐被恒牙代替。智能发育更为成熟，理解、分析、综合判断能力增强，有较强的求知欲，是系统接受科学文化知识教育的重要时期。若是学校生活、学习和家长对儿童的求成心理过强，可能会给儿童带来一定的压力，使有些儿童身心健康及发育出现一些问题。本期护理要点是在互爱、尊重与支持的气氛中给予孩子更多的爱，防治儿童精神、情绪和行为异常等问题。注意安排有规律的生活、学习和锻炼，保证充足的营养及休息；预防近视、龋病、蛔虫病的发生；对免疫性疾病（急性肾炎、风湿热等）的前驱疾病进行预防及彻底治疗。

（七）青春期

女孩从11～12岁到17～18岁，男孩从13～14岁到18～20岁为青春期。此期儿童生长发育再次加速，在性激素作用下，生殖系统发育迅速成熟，第二性征逐渐明显。同时智力飞跃性发展。由于神经和内分泌调节不稳定，外界环境对儿童的影响明显加大，易引起心理、行为、精神方面的异常，故需要供给足够的营养，以满足加速生长发育所需。同时应加强体格锻炼，及时进行生理、心理卫生和性知识教育，建立健康的生活方式，培养正确的人生观和价值观，促进儿童身心健康发展。

三、儿科护士的角色与素质要求

（一）儿科护士的角色

随着护理学科的迅速发展，护理工作对护理人员的要求也不断提高。做好儿童护理要求护理人员具有丰富的护理知识与技能，同时护理人员也被赋予了多元化的角色。

1. 护理执行者

儿童机体各系统、器官的功能发育尚未完善，生活尚不能自理或不能完全自理。儿科护士最重要的角色是在帮助儿童促进、保持或恢复健康的过程中，为儿童及其家庭提供直接的照顾与护理，如营养的摄取、感染的预防、药物的给予、心理的支持、健康的指导等，以满足儿童身心两方面的需要。

2. 护理计划者

为促进儿童身心健康发展，护士必须运用专业的知识和技能，收集儿童的生理、心理、社会状况等方面的资料，全面评估儿童的健康状况，找出健康问题，并根据儿童生长发育不同阶段的特点，制订系统全面的、切实可行的护理计划，采取有效的护理措施，以解决儿童的病痛，帮助儿童适应医院、社区、家庭的生活。

3. 健康教育者

在护理儿童的过程中，护士应依据各年龄阶段儿童智力发展的水平，向他们有效地解释疾病治疗和护理过程，帮助他们建立自我保健意识，培养他们良好的生活习惯，尽可能地纠正不良行为。同时，护士还应向家长宣传科学的育儿知识，使他们能够采取正确的态度和健康的行为，以达到预防疾病、促进健康的目的。

4. 健康协调者

护士需联系并协调与儿童健康有关的人员及机构，维持一个有效的沟通网，使诊断、治疗、救助及有关的儿童保健工作得以顺利开展和推进，以保证儿童获得最适宜的整体性医护照顾。如护士需与医生联络，讨论有关治疗和护理方案；护士需与营养师联系，讨论有关膳食的安排；护士还需与儿童家长进行有效的沟通，让家庭共同参与儿童护理过程，以保证护理计划的贯彻执行。

5. 健康咨询者

护士应倾听患儿及其家长的倾诉，关心儿童及其家长在医院环境中的感受，陪伴儿童，解答他们的问题，提供有关治疗的信息，给予健康指导等，使他们能够以积极有效的方法去应对压力，找到满足生理、心理、社会需要的最习惯和最适宜的方法来促进健康。

6. 儿童及其家庭代言人

护士是儿童及其家庭权益的维护者，在儿童不会表达或表达不清自己的要求和意愿时，护士有责任解释并维护儿童的权益不受侵犯或损害。护士还需评估有碍儿童健康的问题和事件，提供给医院有关部门改进，或提供给卫生行政单位作为拟订卫生政策和计划的参考。

7. 护理研究者

护士应积极进行护理研究工作，通过研究来验证、扩展护理理论和知识，发展护理新技术，指导、改进护理工作，提高儿科护理质量，促进专业发展。同时，护士还需探讨隐藏在儿童症状及表面行为下的真正问题，才能更实际、更深入地帮助他们。

（二）儿科护士的素质要求

1. 思想道德素质

儿科护士应热爱儿童、尊重儿童，具有为儿童健康服务的奉献精神；具有强烈的责任感和同情心；具有诚实的品格、高尚的道德情操，以理解、友善、平等的心态，为儿童及其家庭提供帮助；能理解儿童，善于创造适合儿童特点的环境与气氛。

2. 科学文化素质

儿科护士应具备一定的文化素养和自然科学、社会科学、人文科学等多学科知识；掌握一门外语及现代科学发展的新理论和新技术。

3. 专业素质

儿科护士应掌握护理学的理论和技能，具有丰富的专业理论知识和较强的临床实践技能，操作准确，技术精湛，动作轻柔、敏捷；熟悉相关临床学科的知识和技能，具有敏锐的观察力和综合分析判断能力，能用护理程序解决患儿的健康问题；掌握科学的思维方法，具有较强的组织管理能力，并具有开展护理教育和护理科研的能力。

4. 身体心理素质

儿科护士应具有健康的身体素质，有较强的适应能力及自我控制力；具有良好的心理素质，乐观、开朗，同事间能相互尊重，团结协作；具有强烈的进取心，不断求取知识，丰富和完善自己；要善于与儿童和家长沟通，具有与儿童成为好朋友、与家长建立良好人际关系的能力。

第二节　儿科基础护理

一、配奶

（一）护理目的

为非母乳喂养患儿提供适宜的配方奶，满足患儿的营养需求，促进患儿的生长发育。

（二）护理评估

详细了解患儿病情、日龄、睡眠、所需配方奶粉种类、上次哺乳时间、喂奶量。

（三）操作准备

1. 护士准备

衣帽整洁，洗手，并戴口罩。

2. 用物准备

已消毒奶瓶及奶嘴、配方奶粉、温开水、持物钳、配奶台。

3. 环境准备

配奶间宽敞、清洁，配奶台清洁、干燥。

（四）操作流程

（1）用无菌持物钳从无菌奶瓶罐内取出已消毒奶瓶。

（2）将 40～50 ℃温开水按所需量倒入奶瓶。

（3）取出奶粉罐，检查奶粉是否过期，有无受潮、变质。

（4）取清洁、干燥的奶粉勺，按奶粉罐上的比例倒入奶粉，摇匀使其完全溶解。

（5）用无菌持物钳从无菌奶嘴罐内取奶嘴套于奶瓶上。

（6）整理配奶台，洗手。

（7）喂养患儿。

（8）清洗奶瓶及奶嘴，晾干，分别放置于奶瓶罐和奶嘴罐内，送至供应室消毒。

（9）用含氯消毒剂浸泡过的毛巾擦拭配奶间。

二、换尿布

（一）护理目的

保持臀部皮肤清洁、干燥、舒适，防止尿液、粪便等因素对皮肤长时间的刺激，预防尿布皮炎的发生或使原有的尿布皮炎逐步痊愈。

（二）护理评估

评估患儿情况，观察臀部皮肤状况。

（三）操作准备

1. 护士准备

操作前洗手。

2. 用物准备

尿布、尿布桶、护臀霜、鞣酸软膏、平整的操作台，并根据需要准备小毛巾、温水或湿纸巾。

（四）操作流程

（1）解开包被，拉高患儿上衣，避免被排泄物污染。

（2）解开尿布，一手抓住患儿双脚，另一只手用尿布的前半部分较清洁处从前向后擦拭患儿的会阴部和臀部后，将之垫于患儿臀下。

（3）用湿纸巾或蘸温水的小毛巾从前向后擦净患儿臀部皮肤，注意擦净皮肤的皱褶部分。如果臀部皮肤发红，用小毛巾和温水清洁。

（4）将鞣酸软膏或护臀霜涂抹于患儿臀部皮肤发红的部位。

（5）提起患儿双腿，抽出脏尿布。

（6）将清洁的尿布垫于患儿腰下，放下双腿，系好尿布，大小松紧适宜。脐带未脱落时，可将尿布前部的上端下折，保持脐带残端处于暴露状态。

（7）拉平衣服，包好包被。

（8）观察排泄物形状，根据需要称量尿布。

（9）清理用物，洗手，记录观察内容。

三、沐浴

（一）护理目的

保持患儿皮肤清洁、舒适，协助皮肤排泄和散热。

（二）护理评估

评估患儿身体情况和皮肤情况。

（三）操作准备

1. 护士准备

操作前洗手。

2. 用物准备

浴盆、水温计、热水、婴儿沐浴液、婴儿洗发液、操作台、大小毛巾、婴儿尿布及衣物、包被、棉签、棉球、碘伏、婴儿爽身粉、护臀霜、鞣酸软膏、磅秤、弯盘。

3. 环境准备

关闭门窗，将室温调节至 26～28 ℃。

（四）操作流程

（1）操作台上按使用顺序备好毛巾、衣物、尿布、包被等。

（2）浴盆内备水，水温 37～39 ℃。用于降温时，水温低于体温 1 ℃，备水时水温稍高 2～3 ℃。

（3）将患儿放于操作台，脱衣服，解尿布，测体重并记录。

（4）左前臂托住患儿背部，左手掌托住头颈部，拇指与中指分别将患儿双耳折向前按住，以免水流入耳道。左臂及腋下夹住患儿臀部及下肢，将患儿头移至盆边。

（5）多次折叠小毛巾，擦洗患儿双眼，方向由内眦向外眦；由内向外顺序擦洗患儿颜面部，注意擦洗耳后皮肤皱褶处，每面小毛巾只能用一次；用棉签清洁鼻孔；洗发液清洗患儿头部，用清水洗净。

（6）左手握住患儿左肩及腋窝处，头颈部枕于操作者左前臂；右手握住患儿左腿靠近腹股沟处，轻放于水中。

（7）保持左手的握持，右手抹沐浴液，按顺序洗患儿颈下、胸、腹、腋下、上肢、手、会阴、下肢，边洗边冲净浴液。

（8）右手从患儿前方握住其左肩及腋窝处，使其头颈部俯于操作者右前臂，左手抹沐浴液，清洗患儿后颈、背部、臀部及下肢，边洗边冲净浴液。

（9）将患儿从水中抱出，迅速用大毛巾包裹其全身并将水分吸干。

（10）脐带未脱落者，用碘伏消毒，范围包括脐带残端和脐周；颈下、腋下、腹股沟处涂爽身粉，女婴遮盖会阴部；臀部擦护臀霜、鞣酸软膏。

（11）包好尿布，穿衣，核对手腕带和床号，放回婴儿床。

（12）整理用物，洗手。

四、擦浴

（一）护理目的

为高热患儿降温。

（二）护理评估

根据患儿的年龄、病情、体温、意识、治疗情况、皮肤状况、动作能力、合作程度及心理状态进行护理评估。

（三）操作准备

1. 患儿准备

取舒适体位，年长患儿愿意合作者可按需排尿。

2. 护士准备

衣帽整洁，修剪指甲，洗手，戴口罩。

3. 用物准备

（1）治疗盘内：大毛巾、小毛巾、热水袋及套、冰袋及套等。

（2）治疗盘外：脸盆内盛放 2/3 容积的 32~34℃温水、手消毒液、治疗车，必要时备干净衣裤、屏风及便器。

4. 环境准备

调节室温，关闭门窗，必要时用窗帘或屏风遮挡。

（四）操作步骤

（1）携用物至患儿床旁，核对床号、姓名。

（2）松开床尾盖被，协助患儿脱去上衣。

（3）患儿头部置冰袋，足底置热水袋。

（4）将大毛巾垫于擦拭部位下，小毛巾浸入温水中，拧至半干，缠于手上成手套状，以离心方向为患儿擦浴，擦浴毕，用大毛巾擦干皮肤。

擦浴顺序如下。①颈肩上肢外侧：颈外侧→肩→肩上臂外侧→前臂外侧→手背。②侧胸上肢内侧：侧胸→腋窝→上臂内侧→前臂内侧→手心。③腰背部：患儿取侧卧位，从颈下肩部→臀部，擦拭毕，穿好上衣。④双下肢外侧：髂骨→下肢外侧→足背。⑤双下肢内侧：腹股沟→下肢内侧→内踝。⑥双下肢后侧：臀下→大腿后侧→腘窝→足跟。

擦浴时间：每侧 3 分钟，全过程 20 分钟内。

（5）擦浴毕，取下热水袋和冰袋，根据需要更换干净衣裤，协助患儿取舒适体位。

（6）整理床单位，开窗，拉开窗帘或撤去屏风。

（7）用物处理。

（8）记录时间、效果、反应。

五、臀红护理

（一）护理目的

保持患儿臀部皮肤清洁、干燥，减少异物对臀部的刺激。

减轻患儿疼痛，促进受损皮肤的恢复。

（二）护理评估

评估患儿病情、臀部皮肤情况及可能引起损伤的相关因素，家长的心理状态、合作程度及对臀红的认知，环境的清洁、安静程度及室温。

（三）操作准备

1. 护士准备

衣帽整洁，修剪指甲，洗手，戴口罩。

2. 用物准备

清洁尿布、尿布桶、盛有温开水的小盆、小毛巾、药品、弯盘、远红外线灯等。

（四）操作流程

（1）携用物至床旁，核对床号、姓名及腕带。

（2）清洁患儿臀部皮肤，更换清洁尿布，温度适宜时，将臀部皮肤暴露于阳光下 10 ～

20 分钟。

（3）严重臀红者，选择 25～40 W 远红外线灯，灯头距照明部位 30～40 cm，每次照射 10～15 分钟，每天 2 次。

（4）臀红可分为轻度和重度，轻度只是局部皮肤出现潮红。临床又根据臀部皮肤红烂程度将重度分 3 度，重 Ⅰ 度为局部皮肤潮红伴皮疹；重 Ⅱ 度为皮疹溃破、脱皮；重 Ⅲ 度为局部有大片糜烂或表皮剥脱，有时继发细菌或真菌感染。轻度涂氧化锌油或鞣酸软膏，重 Ⅰ 度用紫草油或鞣酸软膏，重 Ⅱ 度涂鱼肝油软膏、新霉素软膏，重 Ⅲ 度涂鱼肝油及康复新溶液，每日 3～4 次。

（5）协助患儿取舒适卧位，整理床单位，向家属讲解注意事项。

（6）整理用物，垃圾分类处理。

（7）洗手，记录。

六、眼部护理

（一）护理目的

保持患儿眼部清洁、湿润，预防眼部感染；使患儿舒适。

（二）护理评估

评估患儿眼部情况，如有无分泌物、红肿、结膜充血、结膜炎等。

（三）操作前准备

1. 护士准备

衣帽整洁，洗手，戴口罩。

2. 用物准备

治疗盘、生理盐水、棉签、弯盘、消毒液、治疗本及所需药物。

（四）操作流程

（1）携用物至床旁，核对患儿床号、姓名及腕带。

（2）将患儿面向操作者，取棉签蘸取生理盐水，由一侧内眦旋转棉签向外眦擦拭，再擦拭另一侧。

（3）如需眼部用药，确定需要用药的眼睛，如双侧均需，先右后左，或先健侧，再患侧。

若为滴眼药，将药液瓶盖打开，瓶盖向上。一手轻轻掰开上下眼睑，一手持药液，确定药液无误后，距离眼球 2～3 cm，滴管呈 45°，将药液滴入下眼睑，以无菌棉球轻按于眼内眦 15～30 秒，使药液均匀分布于整个眼球，然后以无菌棉签将多余药液由眼内眦向外擦拭。

若是眼药膏，将眼药膏由内眦向外眦挤 1 cm 长的药膏于下眼睑处，注意眼药膏管口勿触及眼睛的任何部分。

（4）让患儿轻闭双眼 2~3 分钟。

（5）整理床单位，向患儿家属讲解注意事项。

（6）整理用物，垃圾分类处理。

（7）洗手，记录。

七、口腔护理

（一）护理目的

保持患儿口腔清洁、湿润，预防口腔感染等并发症；预防或减轻口腔异味，清除牙垢，增进食欲，确保患儿舒适；观察口腔黏膜、舌苔及牙龈的变化，提供患儿病情变化的动态信息。

（二）护理评估

评估患儿的年龄、病情、意识、心理状态、配合程度及口腔卫生状况。

（三）操作准备

1. 护士准备

衣帽整洁，修剪指甲，洗手，戴口罩。

2. 用物准备

治疗盘内备：治疗碗（内盛漱口溶液）、吸水管、口腔护理包、液状石蜡或润唇膏、棉球、手电筒、开口器。

（四）操作流程

（1）携用物至床旁，核对床号、姓名及腕带。

（2）将患儿头侧向护士，铺治疗巾于患儿颌下及胸前，弯盘置于其口旁。

（3）嘱患儿张口，观察口腔内有无出血、溃疡等。

（4）协助患儿漱口，选择适当的漱口溶液。昏迷患儿禁止漱口。开口器从臼齿处放入。

（5）用血管钳夹取湿棉球 1 只，拧干夹紧。先嘱患儿咬合上下齿，用压舌板轻轻撑开左侧面颊，以棉球擦洗左侧牙齿的外面，沿纵向擦洗牙齿，由臼齿洗向门齿；同法擦洗右侧牙齿的外面。再嘱患儿张开上下齿，擦洗牙齿左上内侧面、左上咬合面、左下内侧面、左下咬合面，弧形擦洗左侧颊部；同法擦洗右侧牙齿。最后擦洗舌面及硬腭部。

（6）再次协助患儿漱口。

（7）如患儿为新生儿，需戴手套，示指包裹纱布擦洗 2~3 次，擦净为止。

（8）再次评估口腔状况。

（9）口唇涂液状石蜡或润唇膏，酌情涂药。

（10）撤去弯盘及治疗巾。

（11）协助患儿取舒适卧位，整理床单位，向患儿及家属解释注意事项。

（12）整理用物，垃圾分类处理。

（13）洗手，记录。

八、脐部护理

（一）护理目的

保持患儿脐部清洁，减少细菌对脐带残端的侵蚀和异物对脐部的刺激，降低急慢性新生儿脐炎的发生率，避免因新生儿脐炎引起的并发症。

（二）护理评估

根据患儿的脐部状况、环境的清洁程度及室温进行评估。

（三）操作准备

1. 护士准备

着装整洁，修剪指甲，洗手，戴口罩。

2. 用物准备

治疗盘内盛：棉签，2% 碘酊、75% 乙醇或 3% 过氧化氢，弯盘。

（四）操作流程

（1）携用物至床旁，核对患儿床号、姓名及腕带。

（2）暴露脐部，用 2% 碘酊、75% 乙醇或 3% 过氧化氢环形清洁消毒脐根部。

（3）保持脐部皮肤清洁、干燥。

（4）如有创面时，用无菌纱布、绷带局部包扎，注意观察局部变化。

（5）协助患儿取舒适卧位，整理床单位，向家属讲解注意事项。

（6）整理用物，垃圾分类处理。

（7）洗手，记录。

九、会阴护理与肛周护理

（一）护理目的

清洁会阴部及肛周，保持舒适，预防感染；观察患儿会阴部及肛周皮肤的完整性。

（二）护理评估

评估患儿病情、会阴部及肛周清洁程度、局部皮肤的完整性，患儿和家属的心理状态、合作程度及对会阴及肛周护理的认识程度，环境清洁、安静程度。

（三）操作准备

1. 护士准备

着装整洁，剪指甲，洗手，戴口罩。

2. 用物准备

一次性手套、小毛巾、一次性中单、盛有 41～43 ℃温水的脸盆、水温计。

（四）操作流程

（1）携用物至患儿床旁，核对床号、姓名及腕带，向患儿及家属解释并取得配合。

（2）围上窗帘或用屏风遮挡。

（3）调好脸盆内温水温度，放于床旁椅上。

（4）铺一次性中单于患儿臀下。

（5）协助患儿脱掉裤子，屈膝仰卧位，双腿分开，护士右手戴手套为患儿擦洗外阴。

如为女婴儿，护士左手将患儿阴唇分开，右手用小毛巾蘸取少许清水，轻轻地自上而下擦洗。

如为男婴儿，护士左手将患儿包皮往上推，右手用小毛巾蘸取少许清水，轻轻将污物洗净，再将包皮推回。

（6）另取一小毛巾，蘸取适量清水清洗肛周皮肤。

（7）移去脸盆，用干毛巾擦净会阴部及臀部。

（8）为患儿包好尿布穿上裤子。

（9）协助患儿取舒适卧位，整理床单位，向家属讲解有关注意事项。

（10）整理用物，垃圾分类处理。

（11）洗手，记录。

十、患儿转运

（一）轮椅运送法

1. 目的

护送不能行走但能坐起的患儿入院、检查、治疗或室外活动；帮助患儿下床活动，促进血液循环和体力恢复。

2. 评估

评估患儿的体重、意识状态、病情与躯体活动能力；患儿损伤的部位和合作程度。

3. 操作准备

（1）护士准备：衣帽整洁，修剪指甲，洗手，戴口罩。

（2）患儿准备：让患儿及家属了解轮椅转运的目的、方法及注意事项，能主动配合。

（3）用物准备：轮椅、毛毯、别针。

（4）环境准备：移开障碍物，保证环境宽敞。

4. 操作流程

（1）检查轮椅性能，将轮椅推至患儿床旁，核对患儿床号、姓名及腕带。

（2）使轮椅椅背与床尾平齐，椅面朝向床头，扳制动闸将轮椅制动，翻起脚踏板。

（3）撤掉盖被，扶患儿坐起，协助患儿穿衣、裤、袜子。

（4）协助患儿上轮椅。①体重轻者，护士可直接将患儿抱至轮椅上；体重较重，身高较高者，嘱患儿将双手置于护士肩上，护士双手环抱患儿腰部，协助患儿下床。②协助患儿转身，嘱患儿将双足置于脚踏板上，若用毛毯，则将上端围在患儿颈部，用别针固定；两侧围裹患儿双臂，用别针固定；再用余下部分围裹患儿上身、下肢和双足，避免患儿受凉。

（5）整理床单位，铺暂空床。

（6）观察患儿，确定无不适后，放松制动闸，推患儿至目的地。

（7）协助患儿下轮椅。首先将轮椅推至床尾，使椅背与床尾平齐，患儿面向床头。扳制动阀将轮椅制动，翻起脚踏板。然后解除患儿身上固定毛毯用的别针，协助患儿站起、转身、坐于床沿。最后协助患儿脱去鞋子及保暖外衣，躺卧舒适，盖好盖被。

（8）整理床单位。

（9）推轮椅至原处放置。

（二）平车转运法

1. 目的

运送不能起床的患儿入院，做各种特殊检查、治疗、手术或转运。

2. 评估

根据患儿的体重、意识状态、病情、躯体活动能力和理解合作程度进行评估。

3. 操作准备

（1）患儿准备：让患儿及家属了解搬运的步骤及配合的方法。

（2）护士准备：衣帽整洁，修剪指甲，洗手，戴口罩。

（3）用物准备：平车、带套的毛毯或棉被、木板（需要时）、帆布中单或布中单（需要时）。

（4）环境准备：确保环境宽敞，便于操作。

4.操作流程

（1）检查平车性能，将平车推至患儿床旁，核对患儿床号、姓名及腕带。

（2）安置好患儿身上的导管等。

（3）搬运患儿。

①挪动法：推平车至患儿床旁，移开床旁桌、床旁椅，松开盖被。将平车推至床旁与床平行，大轮靠近床头，将制动闸制动。协助患儿将上身、臀部、下肢依次向平车移动。协助患儿在平车上躺好，用被单或盖被包裹患儿。先足部，再两侧，盖被上端折成45°角。

②一人搬运法：推平车至患儿床旁，大轮靠近床尾，使平车与床呈钝角，将制动闸制动。松开盖被，协助患儿穿好衣服。搬运者一臂自患儿近侧腋下伸入至对侧肩部，另一臂伸入患儿臀下；患儿双臂过搬运者肩部，双手交叉于搬运者颈后；搬运者抱起患儿，稳步移动将患儿放于平车中央，盖好盖被。

③二人搬运法：搬运者甲、乙二人站在患儿同侧床旁，协助患儿将上肢交叉于胸前。搬运者甲一手伸至患儿头、颈、肩下方，另一只手伸至患儿腰部下方；搬运者乙一手伸至患儿臀部下方，另一只手伸至患儿膝部下方，两人同时抬起患儿至近侧床沿，再同时抬起患儿稳步向平车处移动，将患儿放于平车中央，盖好盖被。

④三人搬运法：搬运者甲、乙、丙三人站在患儿同侧床旁，协助患儿将上肢交于胸前。搬运者甲双手托住患儿头、颈、肩及胸；搬运者乙双手托住患儿背、腰、臀部；搬运者丙双手托住患儿膝部及双足。三人同时抬起患儿至近侧床沿，再同时抬起患儿稳步向平车处移动，将患儿放于平车中央，盖好盖被。

十一、儿童体位安置

（一）护理目的

为患儿提供合适的体位，保持舒适，以利于患儿病情的康复。

（二）护理评估

根据患儿的病情、意识状态、合作程度、局部皮肤的情况进行评估。

（三）操作准备

1.护士准备

衣帽整洁，洗手，戴口罩。

2.用物准备

约束带、枕头数个。

（四）操作流程

（1）携用物至患儿床旁，核对床号、姓名、腕带，向患儿及家属解释，取得合作。

（2）根据病情需要，安置患儿于合适体位。

①去枕仰卧位。

适用范围：昏迷或全身麻醉未清醒、椎管内麻醉或脊髓腔穿刺后的患儿。

姿势：去枕仰卧，头偏向一侧，两臂放于身体两侧，两腿伸直，自然放平，将枕头横立于床头。

②中凹卧位。

适用范围：休克患儿。

姿势：用垫枕抬高患儿的头胸部 10°～20°，抬高下肢 20°～30°。

③屈膝仰卧位。

适用范围：胸膝部检查或行导尿术、会阴冲洗等。

姿势：患儿仰卧，头下垫枕，两臂放于身体两侧，两膝屈起，并稍向外分开。

④侧卧位。

适用范围：灌肠，肛门检查，胃镜、肠镜检查等；预防压疮；臀部肌内注射（下腿弯曲，上腿伸直，可使注射部位肌肉放松）。

姿势：患儿侧卧，臀部稍后移，两臂屈肘，一手放在枕旁，一手放在胸前，下腿稍伸直，上腿弯曲。必要时在两膝之间、胸腹部、后背部放置软枕。

⑤半坐卧位。

适用范围：某些面部及颈部手术后患儿；胸腔疾病、胸部创伤或心脏疾病引起呼吸困难者；腹腔、盆腔手术后或有炎症者；疾病恢复期体质虚弱者。

姿势：摇床法，患儿仰卧，摇起床头支架使上半身抬高，与床呈 30°～50°，摇起膝下支架，防止患儿下滑；靠背架法，将患儿上半身抬高，在床头垫褥下放一靠背架，患儿下肢屈膝，用大单包裹膝枕垫于膝下，大单两端固定于床沿，床尾足底垫软枕。

⑥端坐位。

适用范围：左心衰竭、心包积液、支气管哮喘发作的患儿。

姿势：扶患儿坐起，身体稍向前倾，床上放一跨床小桌，桌上放软枕，用床头支架或靠背架将床头抬高 70°～80°，背部放置一软枕，膝下支架抬高 15°～20°，必要时加床档。

⑦俯卧位。

适用范围：腰、背部检查或配合胰、胆管造影检查；脊椎手术后或腰、背、臀部有伤口，不能平卧或侧卧的患儿；胃肠胀气所致腹痛的患儿。

姿势：患儿俯卧，两臂屈肘放于头的两侧，两腿伸直；胸下、髋部及踝部各放一软枕，头偏向一侧。

⑧头低足高位。

适用范围：肺部分泌物引流，使痰易于咳出；十二指肠引流术，有利于胆汁引流；跟骨或胫骨结节牵引时，利用人体重力作为反牵引力，防止下滑。

姿势：患儿仰卧，枕横立于床头，床尾用支托物垫高 15～30 cm。

⑨头高足低位。

适用范围：颈椎骨折患儿做颅骨牵引；减轻颅内压，预防脑水肿；颅脑手术后的患儿。

姿势：患儿卧位，床头用支托物垫高 15～30 cm 或根据病情而定，床尾横立一枕。

⑩膝胸卧位。

适用范围：肛门、直肠、乙状结肠镜检查及治疗。

姿势：患儿跪卧，两小腿平放于床上，稍分开；大腿和床面垂直，胸贴床面，腹部悬空，臀部抬起，头转向一侧，两臂屈肘，放于头的两侧。

⑪截石位。

适用范围：会阴、肛门部位的检查、治疗或手术。

姿势：患儿仰卧于检查台上，两腿分开，放于支腿架上，支腿架上放软垫，臀部齐台边，两手放在身体两侧或胸前。

第二章 儿科常用护理技术

第一节 头皮静脉输液护理技术

一、概述

头皮静脉输液是将无菌溶液或药物直接输入头皮静脉的方法。常见的穿刺部位有前额正中静脉、额浅静脉和颞浅静脉，亦可选择耳后静脉、枕静脉、眶上静脉及颅骨缝间隙静脉等。其中，前额正中静脉粗直，不易滑动、易固定，一般为首选。

二、适应证与禁忌证

（一）适应证

短期或单次给药，输液量少，输液治疗小于 4 小时。

因肥胖、水肿等特殊情况导致四肢静脉穿刺困难。

（二）禁忌证

头部皮肤感染、破溃、坏死及血肿。

颅骨骨折及头部手术。

三、操作流程

（一）护理评估

评估患儿的年龄、病情、过敏史、意识状态、营养状况、静脉治疗方案、药物性质等，选择合适的静脉输液工具。

评估患儿穿刺部位皮肤、静脉弹性及充盈程度。

评估患儿心理状态及配合程度。

评估患儿静脉穿刺难易程度，判断是否需要静脉治疗团队支持或运用血管可视化技术。

（二）护理计划

1. 操作者准备

着装整洁，修剪指甲，洗手，戴口罩。

2. 患儿准备

根据患儿的年龄做好解释工作，使患儿及家属了解头皮静脉输液的目的、方法、配合要点及输液过程中的注意事项。

输液前协助患儿排尿、排便或更换尿布。

3. 环境准备

整洁、舒适、安静、安全、光线充足。

4. 物品准备

在治疗室做好输液前的各项准备工作。

（1）治疗车上层：治疗盘、0.5% 碘伏、棉签、弯盘、按医嘱备液体及药物、胶布 / 输液贴、一次性溶药器及针头、一次性输液器、头皮针（5 号 /5.5 号）、瓶套、开瓶器、砂轮、安全型剃刀、纱布、小软枕、一次性治疗巾、输液瓶贴、输液治疗卡、输液记录单、手消毒液。

（2）治疗车下层：生活垃圾桶、医用垃圾桶、锐器收集盒。

（3）其他：输液架、必要时备约束工具、输液泵 / 注射泵。

（三）护理实施

1. 输液前

输液前护理应注意：①自我介绍，采用开放式提问、核对腕带信息等至少 2 种方式检查患儿身份，说明操作目的，完成各项评估，告知配合事项，取得患儿及家属配合。②核对医嘱及输液治疗卡，洗手，戴口罩。③检查液体及药物有无变质、沉淀、絮状物、过期。④核对输液治疗卡及输液瓶贴，粘贴输液标签，消毒，加药，并签字。⑤检查输液器，插输液器，关闭调节器，放置在治疗盘内。

2. 输液中

输液中护理应注意：①携用物至床旁，操作前核对患儿身份，洗手，戴口罩，将输液袋挂于输液架上，第一次排气。②置软枕于床沿，铺一次性治疗巾，将患儿横卧于床中央，头枕于枕上，取侧卧 / 仰卧位，一名助手双手约束患儿头部，双肘夹紧患儿双臂，另一名助手约束患儿膝部，操作者立于患儿头端选择穿刺血管，必要时顺头发生长方向剃净穿刺部位头毛发（告知家属，取得理解）。③以穿刺点为中心消毒皮肤，由内向外，消毒直径 ≥ 5 cm，自然待干，备胶布。④再次以穿刺点为中心消毒皮肤，消毒直径 ≥ 5 cm，自然待干。⑤操作中查对，取下护针帽，第二次排气于弯盘中。⑥穿刺者位于患儿头端，左手固定穿刺点前后皮肤，右手持针柄，在距静脉最清晰点后 0.3 cm 处，与皮肤成 15° ~ 20°，将针头沿静脉向心方向平行刺入皮肤，然后将针头稍挑起，沿静脉走向徐徐刺入，见回血后将针头与皮肤平行再进入少许。⑦穿刺成功，打开调节器，确认液体输入通畅，患儿无不适后，用胶布分别固定针柄、针眼，从针柄下交叉向上粘贴，将头皮针塑料管向上弯曲成一个小圆形后固定。⑧指导家属横抱患儿，穿刺面朝外，一只手夹于家属腋下，看护另一只手防止拉拽输液器，必要时用全身约束法约束患儿。⑨根据患儿年龄、病情及药物性质调节输液速度。⑩正确处理操作用物，洗手，摘口罩。⑪填写输液记录单。⑫观察／询问患儿反应，向家属做输液相关知识的健康指导并告知注意事项。

3. 输液结束后

输液后护理应注意：①确认输液完毕，关闭调节器。②揭开胶布，用无菌干棉签轻压穿刺点上方，快速拔针，局部按压至无出血为止。

（四）护理评价

熟练简洁地实施护理操作，展现良好的临床知识、判断能力和技术。

确保患儿安全，根据护理标准正确有效地执行查对制度、无菌原则、消毒隔离。

尊重患儿，体现人文关怀。

四、注意事项

（1）婴幼儿不宜首选头皮静脉，因其头皮静脉丰富、表浅，一旦发生药物外渗，局部容易出现瘢痕，影响皮肤生长和美观。

（2）在配药及穿刺过程中，根据病情需要，合理分配药物并注意药物浓度、剂量及配伍禁忌，严格执行查对制度和无菌技术操作原则。

（3）注意区分头皮动、静脉血管。

（4）穿刺中注意观察患儿的面色和一般情况，必要时暂缓穿刺。头皮针和输液管应固定牢固，防止头皮针移动脱落。

（5）根据患儿病情、年龄、药物性质调节输液速度。

（6）加强巡视，观察速度是否合适，穿刺点局部有无红、肿、热、痛，以及有无输液反应发生。密切观察输液是否通畅、局部是否肿胀、针头有无移动和脱出。

（7）不应使用一次性静脉输液钢针输入腐蚀性药物。输液结束及时更换输液瓶或拔针。

五、并发症及处理

（一）误入动脉

儿童头皮静脉与同名动脉伴行，因患儿自身血管条件与护士操作等因素在头皮静脉穿刺时易发生误入动脉的情况。一旦误入动脉，应立即拔除针头，沿动脉走向用无菌棉签按压 10 分钟，确定无出血及局部血肿后停止按压。出现穿刺部位肿胀，皮下血肿，皮肤苍白、发红、紫黑色变时，可参照药物渗出分度及处理方法进行相应诊治及护理，并严密观察局部皮肤变化，直至恢复正常。

（二）药物外渗

药物酸碱度、浓度、渗透压、毒性作用，儿童血管特点，以及护士静脉穿刺技术等因素均可导致药物外渗。输液过程中一旦发生液体外渗，应立即停止输液。药物外渗的处理方法包括：①停止输液并尽量回抽残液，分离输液管，保留原来的穿刺针，外接 2 mL 一次性注射器进行回抽。②由经过专业培训的护士对药物外渗进行评估（包括渗出范围、皮肤色泽、疼痛程度）、分级、登记，并用记号笔标记渗出范围。③皮下注入相应解毒剂，药物外渗发生 1 小时内进行皮下注射可取得最好的效果，遵守药物制造商制订的剂量和给药指南，针对不同药物使用相应的解毒剂，以减轻局部的毒性反应。④局部环形封闭，常用"2% 利多卡因 4 mL + 生理盐水 6 mL + 地塞米松 1 mL"局部封闭，选择 4.5 ～ 5.5 号的头皮针，以 15°～ 20° 进针，针头需到达红肿正中处，沿肿胀范围外做环形封闭，封闭的药物充满整个肿胀区域，2 ～ 3 天封闭 1 次。⑤冷敷或热敷，根据外渗药物的种类选择冷敷或热敷，在最初 6 小时内可用冷敷，24 小时后热敷。⑥中药湿敷，如局部肿胀明显，可给予如意金黄散湿敷，起到消除肿胀的作用。⑦物理治疗，药物外渗 24 小时可选用红外线、红光等物理治疗，加速外渗药物的分散和吸收。

（三）静脉炎

由于头皮静脉较细，输注浓度高、刺激性强的药液，可引起局部静脉壁发生化学炎性反应；在输液过程中未严格执行无菌操作，亦可导致局部静脉感染。一旦发生静脉炎，应立即停止用药，拔针后压迫针眼处 2 ～ 3 分钟。可用生理盐水清洁皮肤后选用液体敷料"赛肤润"在静脉炎处涂抹按摩，或用新型敷料水胶体薄膜贴于静脉炎处皮肤，尽快修复已损伤组织，使得损伤的深度和面积降至最小。

第二节　外周静脉置管护理技术

一、概述

外周静脉置管是指留置外周静脉短导管输液通路。外周静脉短导管又称外周静脉留置针或套管针，穿刺时将外周静脉短导管的外套管和针芯一并刺入血管内，当外套管送入血管后抽出针芯，仅将柔软的外套管留在血管内。外周静脉置管可用于输液、输血、采血等。

二、适应证与禁忌证

（一）适应证

预期输液治疗时间小于 6 天。

单次输注液体量较多，输液时间较长；或当日需要进行间歇性输液。

危重症或者需要抢救。

（二）禁忌证

持续输注刺激性较大或有腐蚀性的药物。

渗透浓度＞ 900 mOsm/L 的液体，如肠外营养液。

三、操作流程

（一）护理评估

1. 一般情况的评估

评估患儿的年龄、病情、意识状态、自理能力、有无药物过敏史等。评估患儿营养情况、心理状况、合作程度及社会支持。

2. 穿刺部位的评估

评估患儿穿刺部位皮肤情况和静脉条件、肢体活动度，选择合适的留置针。

3. 静脉治疗方案的评估

了解输液目的，输液治疗方案，输注药物的种类、性质（pH 值、渗透压）、剂量，输注周期、输液速度要求等。

（二）护理计划

1. 环境准备

根据患儿情况调节室温至 22～24 ℃，保证光线或照明充足。

2. 用物准备

（1）输液车上层：输液架、输液卡、执行单、治疗盘、垫巾、棉签、酒精／碘伏、剪刀、止血带、避污巾、安全型留置针、无针输液接头、输液器、透明敷料、液体、砂轮、注射器、签字笔、弯盘、胶布、胶布板、快速手消毒液、一次性清洁手套、网套，必要时准备备皮刀。

（2）输液车下层：医用垃圾桶、非医用垃圾桶、锐器盒、止血带盛放盒。

3. 护士及患儿准备

操作者着装整洁，患儿排空膀胱、取合适体位。

（三）护理实施

1. 穿刺前准备

穿刺前应做以下准备：①自我介绍，安抚患儿，告知患儿及家属操作目的，取得患儿和家属配合。②开桶盖，洗手，戴口罩，检查物品。③核对药物、患儿身份信息（必要时与患儿家属进行核对）、腕带。④根据患儿情况选择穿刺部位。⑤准备敷料，连接输液器，连接留置针，排气。

2. 皮肤消毒

皮肤消毒应注意以下三点：①选择血管。②皮肤消毒面积大于贴膜面积，消毒频次≥2次，自然待干。③距穿刺点上方6~8 cm扎止血带。

3. 静脉穿刺

静脉穿刺应注意以下四点：①再次排气，核对执行单和患儿（必要时与患儿家长核对输液卡和腕带），绷紧皮肤，针尖斜面向上，持针翼穿刺（15°~30°），缓慢进针见回血后降低角度（5°~10°），再进针少许，观察患儿情绪与反应，安抚患儿。②一手固定针翼，后撤针芯少许；一手拇指和示指持针座和针翼，缓慢送套管和针芯，保证套管尖端进入血管内。也可采用双手送针法，右手持针翼固定，左手送套管。③松开止血带，嘱患儿松拳，打开调节器。④左手固定留置针，右手持针翼后撤针芯至安全保护组件，将安全保护组件整体卸下。

4. 固定

固定应注意以下五点：①采用透明敷料以穿刺点为中心，无张力覆盖固定。②敷贴透明敷料，以导管形状予以塑形，使导管三面固定。③按压透明敷料边缘，抚平透明敷料。④将注明日期、时间、操作者的记录胶带贴在隔离塞上。⑤以高举平台法固定，导管连接处高于留置导管尖端，输液接口处朝外以便于连接。

5. 穿刺后处理

穿刺后处理应注意以下五点：①调节滴速，观察。②整理床单位，给患儿取舒适体位，安抚患儿。③整理用物。④关桶盖，洗手，摘口罩。⑤书写护理记录。

（四）护理评价

熟练、简洁地实施护理操作，展现良好的临床知识、判断能力和技术，适当使用设备和资源。

确保患儿安全，根据护理标准正确有效地执行查对制度、无菌原则、消毒隔离。

尊重患儿，体现人文关怀。

做好患儿及家长的心理护理。

四、注意事项

（1）根据不同年龄和血管情况，合理选择外周静脉置管穿刺部位，一般选择粗直、弹性好、易于固定、不影响活动的位置，避开静脉瓣和关节位置，可选择手部、前臂部位静脉。选择手背静脉进行穿刺时，需充分固定，防止患儿手部活动时导管脱出。婴幼儿不走路时，可选用足部静脉。

（2）对静脉穿刺困难的患儿，建议使用血管可视化技术，提高穿刺成功率。

（3）进行皮肤消毒时首选浓度大于 0.5% 的氯己定乙醇溶液作为消毒剂，如患儿对氯己定乙醇溶液有使用禁忌，也可使用碘酊、碘伏或 75% 酒精作为皮肤消毒剂。需要注意的是，早产儿及 2 个月以下的婴儿应谨慎使用氯己定，因其对皮肤有刺激性，存在化学灼伤的危险。皮肤消毒范围要大于透明敷料面积，消毒液需充分待干。

（4）留置针的透明敷料需要大小合适，使用前可根据患儿的实际情况剪裁成合适大小，如穿刺点在患儿头部，尽量将透明敷料范围之内的头发剃净，使敷贴牢固，可减少拔针时给患儿带来的痛苦。

（5）固定透明敷料时，需采取无张力覆盖，充分塑形，抚平贴膜，延长管 U 形固定，再用高举平台法固定。

（6）外周静脉短导管留置期间，需加强巡视，观察局部有无渗出、红肿、疼痛、渗血等情况。嘱患儿及家长注意保护穿刺侧手臂，防止留置针移位或脱出。指导患儿及家长进行自我观察，如发现异常，需立即告知护士，予以处理。

五、并发症及处理

（一）导管堵塞

导管堵塞是外周留置导管期间最常见的非感染性并发症之一。在输液结束后，护理人员应采用间歇式推注法（正压脉冲），正确进行冲管及封管。在输注不相容的药物及液体的前后，均应使用生理盐水进行冲管，来保证输液通路的通畅。嘱患儿及家属避免留置针置管侧肢体长期下垂。

（二）静脉炎

静脉炎分为机械性、化学性、感染性及血栓性静脉炎。输液诱发的静脉炎的危险因素分为可干预和不可干预两种，其中可干预的危险因素有液体的 pH 值、渗透压、穿刺部位、输液速度等。有计划性合理地选择输液工具，并定期更换输液部位，严格遵守无菌操作原则，可有效避免静脉炎的发生。如发生静脉炎，可根据静脉炎情况拔除留置针，予以药物涂抹、理疗、湿热敷等处理来缓解症状。

（三）液体渗出与外渗

液体渗出是由于导管完全或部分脱出静脉，或血管壁不能完全封闭导管，导致部分液体漏至皮下组织，可出现局部肿胀、疼痛等刺激症状。液体外渗是刺激性药液或发疱剂等液体输入了周围组织，引起局部红、肿、热、痛等症状。临床需妥善固定外周短导管，避免患儿输液侧肢体过度活动，嘱患儿及家属如发现贴膜卷边、松动等情况，立即通知护士，予以更换贴膜保证留置针固定完好。发生液体渗出与外渗时，应根据渗出与外渗情况，选择处理方法（局部封闭、湿敷、理疗、药物涂抹等），并根据情况拔除留置针。

（四）感染

穿刺部位发生感染时，可出现局部红、肿、硬、皮温改变或有渗出物等症状。导致感染发生的因素有：手卫生不规范、未严格执行无菌技术操作、操作者置管不规范、护理不得当等。外周静脉留置针应每 72 ~ 96 小时更换一次，以减少感染的发生。

（五）其他

静脉血栓也是外周静脉置管的并发症之一。应避免反复在同一部位用留置针进行静脉穿刺；了解并分析患儿的各项血液指标，判断是否处于高凝状态；予以相关预防性指导。若诊断为静脉血栓，根据情况拔除留置针并给予相应处置。

第三节　中心静脉置管护理技术

一、概述

中心静脉置管是经皮穿刺将中心静脉导管置入上腔静脉或下腔静脉的穿刺技术，常见的穿刺部位有颈内静脉、锁骨下静脉、股静脉。

二、适应证与禁忌证

患儿是否需要中心静脉置管应该由有资质的儿科专科医生决定，置管前患儿家长需签署知情同意书。

（一）适应证

中心静脉压监测。

快速输液、输血，静脉输入对周围血管有强烈刺激的药物或高渗液体。

心导管检查。

需反复采取血标本做实验室检查。

静脉放血、血液净化治疗或做换血疗法。

严重创伤、各类休克及急性循环衰竭等危重症。

心房心电图记录或经静脉安装临时起搏器。

（二）禁忌证

穿刺部位皮肤有严重感染。

凝血功能严重异常或血小板明显减少。

三、操作流程

（一）护理评估

评估患儿病情是否相对稳定，是否能配合操作。

评估静脉的弹性、充盈度等。

评估患儿穿刺部位皮肤情况。

评估患儿的凝血情况。

（二）护理计划

1. 护士准备

操作者着装整洁，洗手、戴口罩、戴圆帽。

2. 患者准备

患儿仰卧，连接心电监护仪，更换尿裤。

3. 环境准备

消毒后的单间，安全、安静、清洁，请无关人员回避。

4. 用物准备

治疗车（配弯盘、棉签、胶布、皮肤消毒液、锐器盒、垃圾桶、手消毒液），无菌手术衣，2% 利多卡因注射液，无菌生理盐水，一次性无菌中心静脉导管及附件穿刺包（内装中心静脉导管、导丝、导引穿刺针、扩张器、一次性无菌注射器、一次性无菌注射针、一次性无菌输液接头、手术刀片、带线缝合针、一次性灭菌橡胶外科手套、无菌敷贴、纱布块、医用棉球、一次性无菌消毒刷、洞巾、垫单）。

（三）护理实施

1. 准备工作

携物至床旁，查对医嘱，核对患儿身份，洗手、戴口罩。

2. 选择穿刺部位及穿刺点

根据患儿局部皮肤及血管情况，可选择颈内静脉、锁骨下静脉或股静脉作为穿刺部位。颈内静脉穿刺点在胸锁乳突肌两角上方，约胸锁乳突肌中点处；锁骨下静脉穿刺点在锁骨的中 1/3 段与外 1/3 段的交界点的下方；股静脉穿刺点应选择在髂前上棘与耻骨结节连线的中、内段交界点下方 2 ~ 3 cm，股动脉搏动处的内侧 0.5 ~ 1.0 cm。

3. 取合适体位

颈内静脉置管时，患儿取仰卧位，头转向非穿刺侧，肩下垫一个小枕以利于暴露血管。锁骨下穿刺时，患儿取仰卧位，头胸部放低，低头 10° ~ 20°，头转向非穿刺侧，穿刺侧肩胛下放一小枕以抬高穿刺侧。股静脉置管时，患儿取仰卧位，膝关节微曲，臀部稍垫高，髋关节伸直并稍外展外旋。

4. 局部麻醉

消毒局部皮肤，以穿刺点为中心，先用 75% 乙醇，按照"顺时针—逆时针—顺时针"的顺序，消毒皮肤 3 遍，乙醇待干后，用 0.5% 碘伏消毒皮肤 3 遍，方法同 75% 乙醇。铺无菌巾后，予 2% 盐酸利多卡因局部麻醉。

5. 穿刺置管

对注射器施以负压，在穿刺点进针，当针头进入静脉时，即有大量的血液流入注射器，见到回血后宜再进一点。确认回抽通畅后，左手固定针头，右手导入引导钢丝，拔出针头，再导入扩张器扩张皮肤及皮下组织，最后导入中心静脉导管，退出引导钢丝，连接输液接头，用生理盐水脉冲式冲管，确定通畅后正压封管。

6. 固定导管

缝合固定，用生理盐水纱布清洁穿刺点周围皮肤血迹，待干，粘贴敷料。

7. 整理用物

将使用后的物品按照垃圾分类进行处理，帮助患儿取舒适卧位，整理床单位。

8. 记录

洗手，记录穿刺的部位、所穿刺的静脉名称及导管的型号、规格、批号。记录置入导管的长度、穿刺过程是否顺利、患儿有无不适等。

（四）护理评价

熟练、简洁地实施护理操作，展现良好的临床知识、判断能力和技术，适当使用设备和资源。

确保患儿安全，根据护理标准正确有效地执行查对制度、无菌原则、消毒隔离。

尊重患儿，体现人文关怀。

四、注意事项

（1）推荐应用床旁超声辅助进行穿刺，以提高穿刺一次成功率，避免并发症的发生。

（2）股静脉穿刺时，切不可盲目地用穿刺针向腹部方向无限制地进针，以免穿刺针穿入腹腔，引起并发症。

（3）选择颈内静脉置管时，不宜选择左侧颈内静脉穿刺，以免伤及胸导管。

（4）穿刺成功后要充分按压止血并加强局部观察，以免渗血形成局部血肿。

五、并发症及处理

（一）气胸

锁骨下静脉非常接近胸膜顶，穿刺操作不当易致气胸。如并发气胸，应立即停止操作，严密观察患儿生命体征和临床症状，特别是患儿的呼吸变化。肺压缩 10% 以下的气胸一般不需胸腔穿刺，但应密切观察；肺压缩大于 10% 的气胸，在确认后先进行胸腔穿刺抽气，若抽气不缓解则予以胸腔闭式引流。

（二）误穿动脉

动脉常与静脉伴行，盲穿时有误穿动脉的危险。如果误穿动脉，要及时拔针并在穿刺点处按压 10 分钟以上，确保止血彻底，以防局部渗血而形成血肿。

（三）导管相关性感染

临床上穿刺操作时污染、术后护理不当、导管留置时间过长等均会增加感染机会。导管相关性感染常表现为：①局部感染，局部红、肿、热、疼痛或挤压局部有脓性分泌物。②静脉炎，局部红肿，沿静脉走行触诊有压痛。③导管相关血流感染，穿刺部位可有炎症反应，前期无全身症状、体征，后期可有菌血症或败血症等全身性感染表现。

出现局部感染时，穿刺点应严格消毒，建议使用纱布性敷料，如渗出多导致敷料潮湿、卷曲等应立即更换敷料。出现静脉炎时，局部可贴敷水胶体敷料，促进炎症好转消退。出现导管相关血流感染时，需拔除导管，并根据药敏试验结果给予敏感抗生素或抗真菌药物治疗。

（四）导管滑脱

患儿神志不清、躁动明显或因外力作用牵拉，都可引起导管滑脱。因此，对于这类患儿应注意约束肢体，同时加强巡视，经常观察导管外露刻度。发现局部固定不牢、导管少许滑脱时，应及时更换敷料，局部严格消毒后可将导管送至预置长度，再重新固定好导管。一旦发现脱管，应立即局部压迫止血。

（五）导管堵塞

导管堵塞，多由管腔内药物沉积、管腔内血栓形成、静脉瓣包裹、纤维蛋白鞘包裹、未及时冲封管、导管扭曲折叠等引起。为防止导管堵塞，护理人员应做好脉冲式正压冲封管，在此之前还应了解患儿所用药物的配伍禁忌，输液时合理安排顺序等。部分患儿的导管堵塞或输液不畅可通过反复抽吸导管、调整导管位置解除，经上述处理仍未通畅者可拔除导管。

（六）深静脉血栓

患儿长时间卧床，血流缓慢，以及留置导管对静脉管壁的损伤等因素均为血栓形成创造了条件。疑导管相关性深静脉血栓形成时，应抬高穿刺侧 150°，以促进穿刺侧血液回流，并制动，不应热敷、按摩、压迫，防止血栓脱落堵塞重要脏器血供。此外，护士应勤观察置管肢体、肩部、颈部及胸部有无肿胀、疼痛，皮肤颜色及温度，出血倾向及功能活动情况，必要时行 B 超检查，以确定血栓的部位及程度。

（七）空气栓塞

空气栓塞多由输液装置密闭不严、插管脱落等情况致空气进入引起。操作者应在穿刺前充分准备好输液装置，快速输液时严密观察，及时更换液体，以防止液体滴空导致空气进入血液。每日输液时输液器与静脉导管相接或断开时一定要避免导管与大气相通。置管久的患儿，其导管进入静脉处的软组织可能形成窦道，拔管时应快速封闭创口并按压。一旦发生空气栓塞，应立即通知医生配合抢救，尽可能通过中心静脉导管抽出空气，协助患儿取左侧卧位和头低足高位，给予高流量氧气吸入，同时严密观察患儿病情变化，及时对症处理。

第三章　消化系统疾病患儿的护理

第一节　儿童消化系统特点

一、食管

食管的主要功能是将乳汁或食物由口腔送入胃内。食管肌有序蠕动及上下食管括约肌的协调运动，可防止乳汁或食物逆流入口或肺内。新生儿和婴儿食管呈漏斗状，腺体缺乏，弹力组织及肌层尚不发达，且食管贲门括约肌发育不成熟，控制能力较差，常发生反流。一般在儿童 9 个月大时反流症状消失。

二、胃

胃的位置随年龄及胃的形状而改变。婴儿的胃呈水平位。当儿童开始会走时，其位置逐渐变为垂直。新生儿胃容量为 30～60 mL，1 岁时为 250～300 mL，3 岁时为 400～600 mL，4 岁以后增加较慢，10～12 岁又增加到 1300～1500 mL。胃排空时间因食物种类不同而异，稠厚而含有较大乳凝块的乳汁排空慢，水为 1.5～2.0 小时，母乳为 2～3 小时，牛乳为 3～4 小时。早产儿胃排空慢，易发生胃潴留。

三、肠

肠管长度因年龄的不同而异，新生儿肠管的长度约为身长的 8 倍，婴儿的肠管超过身长 6 倍，而成人为身长的 4 倍。新生儿肠壁肌层较薄，黏膜血管丰富，有利于消化吸收。儿童肠系膜柔弱而长，黏膜下组织松弛，升结肠及直肠与后壁固定差，肠活动度大，易发生肠套叠及肠扭转；乙状结肠和直肠相对较长，易造成儿童便秘。食物通过肠道的时间个体间差异较大，为 12～36 小时。母乳喂养儿食物通过肠道的时间较快，人工喂养儿则较慢。

四、胰腺

胰腺对新陈代谢起到重要作用，为具有内、外分泌双重功能的器官。内分泌部分分泌胰岛素及胰高血糖素调控糖代谢；外分泌部分分泌胰液和碳酸氢盐。胰液内含各种消化酶，进入十二指肠后，与胆汁以及小肠的分泌物相互作用，共同参与对蛋白质、脂肪和糖类的消化。婴儿的胰腺功能很弱，生后 6 个月内对食物中蛋白质的消化量约为摄入量的 24%，非母乳喂养的婴儿对脂类的吸收量低于摄入量的 90%。婴儿对大分子营养物质吸收功能低下的状态约持续至 1 岁，因而容易发生消化不良。正常人的胰液分泌与食物刺激有关。在空腹及缺乏与食物有关的刺激时，胰液的基础分泌水平很低。

五、肝

肝是人体最大的消化腺。年龄越小肝重量占体重比例相对越大，新生儿肝重量占体重比例相对成人较大，为 4%（成人为 2%）。儿童肝重量到 10 个月时为出生时重量的 2 倍，3 岁时则增至 3 倍。婴幼儿肝在锁骨中线右肋缘下约 2 cm，剑突下可触及。儿童肝富有血管，结缔组织较少，肝细胞小，再生能力强，不易发生肝硬化，但易受各种不利因素的影响，如感染、缺氧、中毒等均可导致肝发生充血肿胀和变性等一系列病理变化，影响其正常的生理功能。婴儿期胆汁分泌较少，所以对脂肪的消化、吸收功能较差。

第二节　儿童呕吐和消化性溃疡

一、儿童呕吐的护理

（一）概述

呕吐是儿童时期常见的疾病之一，如得不到及时准确的治疗会影响儿童营养物质的摄入，严重者可引起脱水和电解质紊乱。在儿童呕吐时，幽门收缩关闭，胃逆蠕动，胃底充盈，继而贲门开放，同时腹肌收缩，膈肌下降，腹压增高，迫使胃内容物通过食管、咽部而排出体外。引起呕吐的原因很多，常见的病因有：①消化道感染性疾病，如胃炎、肠炎、阑尾炎等。②其他系统感染性疾病，如呼吸道感染或中枢神经系统感染。③消化道器质性梗阻，如食道闭锁。④消化道功能紊乱，如功能性消化不良。⑤颅内肿瘤。⑥前庭及小脑功能异常。⑦代谢紊乱。⑧各种中毒包括毒物对胃肠道刺激及毒物作用于中枢神经系统。

（二）护理评估

1. 临床症状评估与观察

（1）询问患儿病史及起病原因，主要考虑以下几点：①既往有无呕吐史，有无其他疾病。②详细了解喂养史，包括喂养方式，人工喂养儿喂食的品种、冲调方法、喂哺次数及量。③有无用药史。

（2）评估患儿呕吐的特点，主要考虑以下几点：①进食后即刻呕吐应考虑病变在食管或贲门。②呕吐物为酸性凝结块，提示病变在胃、幽门。③呕吐物含胆汁，提示病变部位在十二指肠壶腹部以下，多为梗阻性疾病。④喷射性呕吐见于颅内压增高或吞入大量空气使胃部膨胀者。

（3）评估患儿呕吐有无伴随症状，需要注意以下几点：①呕吐伴有腹痛、腹胀多为胃肠炎或婴儿腹泻。②呕吐伴精神改变、惊厥多为颅内疾患所致。③呕吐伴发热多为感染所致。④呕吐伴有便秘或不排便多为肠梗阻。

2. 辅助检查评估

血液生化检查：血钠测定可提示频繁呕吐所致脱水性质；血钾测定可反映体内缺钾程度；血气分析可了解体内酸碱平衡紊乱的程度和性质。

（三）护理诊断

1. 液体量不足

与呕吐造成水分丢失过多和摄入量不足有关。

2. 潜在并发症

频繁呕吐可导致电解质紊乱，严重者可引起窒息。

4. 营养失调

呕吐致摄取的营养丢失，低于机体需要量。

5. 知识缺乏

患儿家长可能缺乏与呕吐相关的护理知识。

（四）护理目标

患儿出入量平衡，体重增加或降低很少，皮肤弹性好。

保持患儿呼吸道通畅，保证体位恰当（头偏向一侧），避免误吸。

患儿的血清、电解质、血红蛋白等在正常范围内；尿量、尿色在正常范围内。

患儿营养不良的临床表现得到改善，在一定时间内，患儿体重增加。

患儿家属能够了解疾病治疗、护理方面的知识。

（五）护理措施

评估患儿呕吐程度、呕吐次数、呕吐量、呕吐物的内容、呕吐的特点与进食关系。观察患儿的精神、皮肤弹性、眼眶有无凹陷、末梢循环等，同时动态观察补充液体后患儿情况的改善。准确记录 24 小时的出入量，可作为补液依据。

呕吐患儿最好取右侧卧位，以免呕吐物被吸入，引起窒息或吸入性肺炎。

监测电解质情况，密切观察患儿的生命体征，及时纠正电解质紊乱及酸碱失衡。

保证液体及营养摄入：①按照病情需要调整静脉输液速度，呕吐停止后，适当口服补液。②观察脱水好转情况，记录液体出入量，每日测体重一次，每日测尿比重。③改善营养。做好饮食管理，禁食时间不宜过长，禁食一般 6～8 小时，禁食期间少量多次口服补液，在 6～8 小时内喂完。禁食后婴幼儿最好喂母乳，无母乳者用稀释牛乳，在 3～4 天内恢复正常奶量。可进食的患儿先喂以流食，如牛乳（必要时稀释）、果汁、藕粉等，再逐渐增加适量的半流食，如鸡蛋羹、稀饭、面条，直至烤馒头片等，3~4天后恢复平日饮食。

指导家长相关知识：按时添加辅食，避免饮食结构突然改变；注意饮食卫生，培养良好的生活习惯；避免服用对胃肠道有刺激的药物和饮料，如因其他疾病需服用有刺激性的药物时，必须严格遵照医嘱，按规定服药。

注意口腔护理，禁食患儿每日做口腔护理2次，保持口腔清洁及湿润，避免干裂、破溃。

二、消化性溃疡患儿的护理

（一）概述

消化性溃疡是儿童中一种较常见的上消化道疾病，其确切发病机制尚未完全阐明，一般认为是多种因素引起的消化道组织损伤。本病主要有以下病因。①胃酸、胃蛋白酶分泌增多：儿童胃酸、胃蛋白酶原及促胃液素的分泌达到或高于成人水平，这是儿童消化性溃疡病发病的重要内在因素。②精神因素：学习紧张、考试或突发的精神刺激等均可能诱发消化性溃疡。③遗传因素：儿童患者中有家族史者占25%~60%。④幽门螺杆菌（Hp）感染：幽门螺杆菌的感染途径至今不明，比较多的研究证明，幽门螺杆菌是人到人进行传播的，并且随着年龄的增长，幽门螺杆菌的感染率也在增加。

儿童消化性溃疡病理改变：显微镜下观察，溃疡基底可分四层。即外层由红、白细胞和纤维素构成的覆盖膜，其下是纤维蛋白坏死组织，再向下是包括血管在内的炎性肉芽组织，最下层是厚度不等的纤维和瘢痕组织。

（二）护理评估

1. 临床症状评估与观察

（1）询问患儿病史及起病原因。婴儿期本病主要症状为反复呕吐、生长缓慢和胃肠道出血，早期患儿易哭闹、拒食，很快发生呕吐、呕血及便血。儿童期本病主要表现为脐周及上腹部疼痛，疼痛较弥散，时间不固定，进食可使疼痛加重；或以反复呕吐、食欲差，发育不良或消瘦为主要表现。大部分患儿以呕血、便血就诊。

（2）评估患儿腹痛特点。观察腹痛情况时要注意与外科急腹症、肠发育不良及内科疾病［如急性阑尾炎、过敏性紫癜（腹型）等］鉴别。①溃疡性疼痛：90%学龄前和学龄儿童，患儿可诉腹痛，疼痛部位多位于上腹部或脐周部。②急性阑尾炎：初起表现为胃痛、恶心、呕吐，但数小时后疼痛转移至右下腹部，并呈持续性疼痛，有局限性右下腹固定压痛，局部肌紧张，多数患儿有发热，外周血检查白细胞升高。③过敏性紫癜（腹型）：最常见的胃肠道症状为阵发性腹部绞痛，可反复发作，疼痛部位常见于脐周或下腹部，也可无固定部位，患儿腹部可有压痛，但无腹肌紧张或反跳痛，常伴皮肤紫癜，有时有血便。

（3）评估患儿呕血特点，主要关注以下两点：①应注意来自消化道以外的假性呕血，例如鼻咽部等呼吸器官的出血颜色较新鲜，多含有泡沫。②大致估计出血量多少，如呕出的血液为咖啡色，表明出血量较少；如呕出的为暗红色血液则表明出血量较大。出血量达全身血容量的 20% 时，可出现失血性休克。

（4）评估患儿血便特点。血便是消化系统常见症状，少量出血只能靠大便隐血试验来确定，大量出血可引起严重的后果。出血部位往往与血便颜色有关，回盲瓣以上部位的出血多为黑色柏油样便，结肠出血多为暗红色便，直肠或肛门部位出血多为鲜红色便。

2. 辅助检查评估

（1）Hp 检查。

活检组织检查：①直接涂片染色；②组织切片染色检查；③细菌培养，对 Hp 的细菌培养是诊断 Hp 感染的最好方法，可作为验证其他检查方法的"金标准"。

尿素酶检查：①活检组织尿素酶实验，是目前临床应用最广泛的方法，具有简便、实用、快速、灵敏度高等优点；②分析化学法；③呼吸试验法等。

血清检测：①补体结合试验；②凝集试验；③被动血凝测定等。

（2）内镜检查。内镜检查是目前检查消化道溃疡最好的方法，它可以肉眼直观黏膜病变，还可以取活检做组织病理学检查。

（3）大便隐血试验。大便隐血试验是一项很有意义的检查，对确认少量慢性出血或判断消化道出血的活动状况有实用价值。

3. 体格检查评估

（1）疼痛评估（详见"临床症状评估与观察"）。

（2）一般情况评估（详见"临床症状评估与观察"）。

（三）护理诊断

1. 疼痛

与胃部炎症有关。

2. 营养失调

患儿摄入的营养低于机体需要量。

3. 潜在并发症

上消化道大出血。

4. 焦虑

与疾病的威胁和陌生的环境有关。

5. 知识缺乏

患儿家长缺乏溃疡相关护理知识。

（四）护理目标

患儿主诉疼痛感减轻或消失，患儿哭闹减轻。

患儿营养不良的临床表现得到改善，在一定时间内，患儿体重增加。

及早发现患儿意识改变并使其及时得到有效处理；停止出血；恢复足够的血容量，血红蛋白、血细胞比容均在正常范围。

患儿尽快适应环境，并可与周围患儿进行主动沟通，或恐惧感减轻或消失。

患儿家属了解疾病治疗、护理方面的知识。

（五）护理措施

1. 观察患儿病情

年长儿腹痛发生率高。十二指肠溃疡患儿多在上腹中线有局限性压痛，饭前或夜间发作，进食后缓解。胃溃疡患儿则在中上腹或偏左有压痛，往往在进食后发生。观察腹痛情况可以为诊断提供依据。

2. 掌握正确饮食知识

改善饮食，以软食或易消化食物为主，少量多餐，忌刺激性食物。急性期饮用豆浆、牛奶、米汤等，缓解期可食用面条、馒头、粥类等。

饥饱适宜，勿暴饮暴食。饥饿时胃酸、蛋白酶相对过多，过饱则胃壁过度扩张且食物停留时间过长，这些都会使胃损伤。

睡前不要进食，睡前进食不仅可造成睡眠质量差，还可导致肥胖，甚至因食物刺激致夜间胃酸分泌过多而诱发溃疡。

避免服用对胃有刺激性的药物和饮料。如因其他疾病需服用对胃有刺激性的药物时，必须严格遵照医嘱，按规定服药。

3. 胃、十二指肠溃疡大出血的处理

该病患儿表现为突然发生呕血或排柏油样大便。出现出汗、皮肤湿冷、脉搏微弱、血压下降、呼吸急促等失血性休克表现以及焦虑、恐惧时，提示出血量增多，应积极抢救，输液扩充血容量，同时需要禁食。

4. 帮助患儿解除思想负担

生活起居要有规律，保证充足的睡眠和休息，不能让患儿过于疲劳。当因考试过于紧张时应及时帮助排解忧虑与紧张不安的情绪，使其在一个心情舒畅的环境中学习生活。这是治疗和预防消化性溃疡的重要措施。

第三节 急性胃炎和腹泻

一、急性胃炎患儿的护理

（一）概述

急性胃炎是由多种不同原因引起的胃黏膜急性炎症。常见类型有药物及饮食性胃炎、应激性胃炎、腐蚀性胃炎、感染性胃炎、蛋白过敏性胃炎。其病理改变为胃黏膜水肿、充血、渗出等卡他性炎反应，重者可引起出血、糜烂。大部分患儿的病变只限于黏膜，严重时可累及黏膜下层，甚至胃壁全层。病变部位组织活检可见表层上皮坏死脱落，黏膜下充血、出血。

（二）护理评估

1. 临床症状评估与观察

（1）询问患儿病史及起病原因，包括有无暴饮暴食、食用不洁食物史、药物史，以及是否存在严重的应激状态。

（2）评估患儿有无上消化道出血，评估患儿神志、体温、脉搏、呼吸、血压变化。应注意来自消化道以外的假性呕血，例如鼻、咽部出血被咽下后又吐出来，很类似消化道出血，但认真检查可以鉴别。

（3）评估患儿便血特点。便血是消化系统常见症状，少量出血只能靠大便隐血试验来确定，大量出血可以引起严重的后果。依靠详细的病史和实验室检查，一般可以做出正确的判断。

2. 辅助检查评估

（1）实验室检查：胃酸、胃蛋白酶、促胃液素、前列腺素和幽门螺杆菌检查。

（2）上消化道钡餐造影：气钡双重对比造影可以看到黏膜异常。

（3）胃超声检查：对胃的蠕动状态进行观察。

（4）胃电图检查：检查胃动力状态。

3. 体格检查评估

（1）精神状态评估。

（2）疼痛评估。

（三）护理诊断

1. 疼痛

与胃黏膜水肿、充血、渗出等炎性改变有关。

2. 潜在并发症

上消化道大出血。

3. 焦虑

与疾病的威胁和陌生的环境有关。

4. 知识缺乏

患儿家长缺乏正确的饮食知识以及与急性胃炎相关的护理知识。

（四）护理目标

患儿处于舒适状态，疼痛减轻或消失。

及早发现患儿意识改变并使其得到及时有效的处理；停止出血；恢复足够的血容量，血红蛋白、血细胞比容均在正常范围。

患儿尽快适应环境，并可与周围患儿进行主动沟通，或恐惧感减轻或消失。

患儿家属了解疾病治疗、护理方面的知识。

（五）护理措施

应密切观察患儿呕吐物内容、呕吐量的多少，以及血压、脉搏、呼吸的变化，呕吐频繁者应当禁食补液，并注意避免呕吐物呛入气管。呕吐症状多出现于餐后。

观察腹痛情况时要注意与急性阑尾炎、胆道蛔虫症、过敏性紫癜（腹型）的区别。胃炎疼痛特点为：疼痛经常出现于进食过程中或餐后，多位于上腹部或脐周，多数患儿的疼痛较轻，表现为隐痛或钝痛，少数为剧痛。

有呕血、黑便者，要注意观察出血情况。存在出汗、皮肤湿冷、脉搏微弱、血压下降、呼吸急促等失血性休克表现以及焦虑、恐惧时，提示出血量增多，应积极抢救，输液扩充血容量，同时需要禁食。

保证患儿充足的睡眠和休息，减轻其恐惧与紧张不安的情绪，合理安排其生活与学习。

辅导家长培养患儿良好的饮食卫生习惯：进食前后应稍事休息；避免仓促进餐，应细嚼慢咽，勿暴饮暴食；忌食油炸、熏烤及辛辣、冷冻等有刺激性的食物和油腻厚味食物。家庭中有明确的幽门螺杆菌感染者，应实行分餐制。如因其他疾病需服用对胃有刺激的药物时，必须严格遵照医嘱，按规定服药。

二、腹泻患儿的护理

（一）概述

腹泻是一组多病原、多因素引起的疾病，是以大便次数比平时增多及粪便性状改变为特点的儿童常见病，多见于婴幼儿。腹泻的病因可分为两类。

（1）非感染性因素（喂养及护理不当）。①食物量的过多或质的不当；②未经辅食过渡而突然断奶；③婴儿对某种食物过敏等。

（2）感染性因素。①肠道内感染，多见于人工喂养儿，因使用被污染的器皿、食物不洁或带菌者传播所致，分为病毒性、细菌性、原虫性和真菌性四种。病毒性：常见病毒是人类轮状病毒，此病毒是秋、冬季婴幼儿腹泻的常见病因，其次是诺沃克病毒等。细菌性：致病菌大致分为两类，一类为肠毒素性细菌，如大肠杆菌；另一类为肠侵袭性细菌，如空肠弯曲菌。原虫性：由梨形鞭毛虫、阿米巴等引起。真菌性：以白念珠菌感染最为常见。②肠道外感染，常见上呼吸道感染、肺炎、中耳炎、泌尿道感染和皮肤感染。病理改变主要是肠毒素性细菌通过产生肠毒素引起腹泻，不产生黏膜组织损伤；侵袭性细菌则侵入肠黏膜组织，呈现广泛的炎症反应，有充血、水肿、炎症细胞浸润、溃疡及渗出。

临床上腹泻大多是多种机制共同作用的结果。

（二）护理评估

1.询问患儿及家属病史及起病原因

①既往有无腹泻史，有无其他疾病；详细了解喂养史，包括喂养方式，人工喂养儿喂食的品种、冲调方法，喂哺次数及量，辅食添加及断奶情况。多数患儿有食用不洁食物史，或有感染病史。

②流行病学信息（如好发季节，腹泻患者接触史、是否集体发病等）及患者一般信息（如患儿年龄、居住环境等）。细菌性腹泻多发生于夏季，病毒性腹泻常在秋冬季流行。

③用药史。长期应用广谱抗生素、肾上腺皮质激素或免疫抑制剂治疗的体弱患儿，易出现顽固性腹泻。

2.评估患儿腹泻类型

患儿的腹泻类型可根据表3-1进行评估。

表3-1 不同类型的腹泻临床表现特点比较表

腹泻类型	临床表现								
	腹泻次数（次/天）	大便性状	黏液及酸臭味	腹痛	脱水症状	溢奶及呕吐	体重减轻	水、电解质紊乱	营养不良
轻型腹泻	5~10	黄水或绿色稀水样	可有黏液并伴有酸臭味	有	轻度	有	无	无	无
中型腹泻	<10	黄或黄绿色稀薄便	可有黏液并伴有酸臭味	有	中度	有	轻度	轻度	无
重型腹泻	>10	水样便、蛋花汤样便	可有黏液并伴腥臭味	有	中、重度	有	明显	中、重度	无

腹泻类型	临床表现								
	腹泻次数（次/天）	大便性状	黏液及酸臭味	腹痛	脱水症状	溢奶及呕吐	体重减轻	水、电解质紊乱	营养不良
迁延性、慢性腹泻	不定	不定	伴有黏液，少有酸臭味	有	不定	少见	明显	不定	轻至重度

3. 不同感染性肠炎所致腹泻的临床评估

（1）轮状病毒肠炎。近年来，国内研究证明轮状病毒是婴儿秋季腹泻的主要病原体，病毒由病人粪便排出，经粪—口途径传播，80% 以上患儿粪便中可检出轮状病毒。本病主要发病年龄为 6 个月至 2 岁，偶见于新生儿。潜伏期 1～3 天。有部分患儿先有上呼吸道感染症状，起病较急，最初症状多为发热、呕吐，可先于腹泻发生。之后出现大便次数增多，可达每日 10 次左右，大便呈蛋花汤样便，无腥臭味。重者可出现轻度至中度脱水症状。本病具有自限性，5 天后腹泻减轻，逐渐停止。病程一般为 3～8 天，少数可长达 20 天左右。

（2）诺沃克病毒性肠炎。本病主要发病季节为 4～9 月，有时冬季暴发。病毒由大便排出，经粪—口传播。本病发病年龄为 1～10 岁，多见于年长儿。潜伏期 1～2 天。临床表现不一。起病缓慢或急骤，患儿可有发热和呼吸道症状。腹泻和呕吐轻重不等，伴有腹痛。大便量中等，每日排便 4～8 次，呈稀粪或水样便。病情严重者体温较高，伴有乏力、头痛、肌肉痛等。本病为自限性疾病，症状持续 1～3 天。

（3）大肠杆菌肠炎。

①致病性大肠杆菌肠炎。本病多见于 1 岁以下儿童，多发生在气温较高季节，5～8 月份最多。潜伏期 1～2 天，起病较急，患儿排便次数每日可为 5～10 次，呈黄绿色蛋花汤样，量中等，有发霉臭味和较多的黏液。常伴呕吐，但多无热及全身症状。重者可有程度不等的脱水症状。病程多为 1～2 周。

②产毒性大肠杆菌肠炎。本病由致病菌产生的不耐热和耐热肠毒素所致。潜伏期 1～2 天，起病多较急，患儿病情轻重不一。主要症状为腹泻、呕吐、脱水。大便呈蛋花汤样或水样。可出现脱水、电解质紊乱和酸中毒。一般病程 3～7 天。

③侵袭性大肠杆菌肠炎。致病菌侵入肠黏膜上皮细胞，可引起细菌性痢疾样病变及临床症状。本病潜伏期为 18～24 小时。患儿起病急，发热可高达 40 ℃。腹泻频繁，排便呈黏冻状、含脓血。常伴有恶心、呕吐、腹痛，可有里急后重。全身中毒症状多较严重，甚至发生休克。

（4）空肠弯曲菌肠炎。空肠弯曲菌为肠炎常见的致病菌之一，可通过粪—口途径传播。饮用未经巴氏消毒的牛乳可引起本病暴发流行。与感染本菌的家禽家畜接触也是重要的传播方式。腹泻患儿大便中空肠弯曲菌的检出率为 4%～14%，健康儿童带菌率常在 2% 以下。本病多发生于夏季，在 6 个月至 2 岁儿童中的发病率最高。临床症状与细菌性痢疾相似。有的病例可有类似上呼吸道感染的前驱症状，如发热、流涕或咳嗽等。起病急，患儿排便次数一般每日少于 10 次，初为水样，后迅速转为黏液性或脓血便，有恶臭味。便血量多者，要排除肠套叠。腹泻患儿可出现脱水症状，多数有发热，可在数日内消退。

（5）鼠伤寒沙门菌小肠结肠炎。本病全年均可发病，以 6～9 月份最为常见。患儿年龄多在 2 岁以下。本病潜伏期一般为 8～24 小时，以胃肠炎型及败血症型（包括感染休克型）为多见。起病较急，主要症状为发热和腹泻，患儿体温多在 38～39.5 ℃，热型常不规则，并有食欲缺乏、恶心、呕吐、腹痛、腹胀等。排便次数一般每日为 6～10 次，重者可为 10～20 次。大便性状多样、易变，可为黄绿色稀便、水样便、黏液便，病程迁延时可为深绿色黏液脓便或脓血便。部分新生儿间歇排出白便（白色胶冻样便），多为重症。

（6）金黄色葡萄球菌肠炎。本病因致病菌经口进入肠道，或因长期使用广谱抗生素引起肠道菌群失调所致。主要症状为腹泻。起病较急，患儿大便有腥臭味、水样，暗绿似海水色，黏液多，有假膜，少数有血便。重者腹泻频繁，可发生脱水、电解质紊乱和酸中毒。多数患儿有不同程度的中毒症状如发热、恶心、呕吐、乏力甚至休克。

（7）真菌性肠炎。本病多见于营养不良或长期应用广谱抗生素患儿。白念珠菌为常见的致病菌。本病主要症状为腹泻，大便稀、黄色、泡沫较多，带黏液，有时可见豆腐渣样细块（菌块），偶有血便。

4. 评估患儿有无水和电解质紊乱症状

（1）脱水。患儿迅速消瘦，体重下降，精神萎靡，皮肤苍白甚至发灰、弹性差，前囟和眼窝下陷。

（2）低钾血症。原有营养不良的患儿出现此症状较早且较重。脱水未纠正前因血液浓缩、尿少，血钾可维持在正常，输入液体后，随着血液被稀释，逐渐出现低钾症状。当血钾 < 3.5 mmol/L 时患儿可表现为精神萎靡、四肢无力、腹胀、肠鸣音减弱，重者可危及生命。

（3）低钙血症。原有营养不良、佝偻病或腹泻日久的患儿，常在输液后出现烦躁不安、面部肌肉抽动甚至惊厥等低血钙症状。

（4）低镁血症。少数患儿纠正脱水、酸中毒并补充钙剂后出现低镁性手足搐搦，表现为哭闹、易受刺激、不能入睡。

5. 评估粪便的性质

腹泻患儿的不同类型粪便的性质特点比较见表 3-2。

表 3-2　粪便性质特点比较表

类型	粪便性质特点
饥饿性腹泻	粪质少、黏液多、色深绿

类型	粪便性质特点
糖（淀粉）过多	棕色、水样有泡沫（发酵），呈酸性反应
脂肪粪便	为淡黄色、脓状、量多、发亮
小肠炎	粪质稀烂甚至水样或蛋花汤样，病毒性肠炎粪便多为白色米汤样或淡黄色稀水样便
结肠炎	常为黏液、脓血便
血便	阿米巴痢疾者混有鲜血，并有大量黏液。伴有阵发性腹痛者伴鲜血水样或果酱样粪便应考虑肠套叠。腥臭味并发热、腹痛、腹胀者应考虑为出血性坏死性肠炎

6. 评估患儿体温情况

各种肠炎所致腹泻的患儿可有不同程度发热。

（三）护理诊断

1. 腹泻

与喂养不当或炎症有关。

2. 液体量不足

与腹泻、呕吐造成水分丢失过多和摄入量不足有关。

3. 营养失调

患儿实际摄取的能量低于机体需要量。

4. 皮肤黏膜完整性受损

与排便次数增多刺激臀部皮肤有关。

5. 知识缺乏

患儿家长缺乏正确的喂养知识以及与腹泻相关的护理知识。

（四）护理目标

患儿排便次数减少至正常。

患儿腹泻、呕吐症状在短期内好转，皮肤弹性改善。

患儿营养不良的临床症状得到改善，在一定时间内，患儿体重增加。

患儿住院期间臀部皮肤保持正常，未发生皮肤黏膜受损的现象。

患儿家属了解疾病治疗、护理方面的知识。

（五）护理措施

1. 密切观察病情变化

监测生命体征，包括患儿的体温、脉搏、呼吸、血压及尿量的变化。

密切观察患儿皮肤的弹性、有无口渴及尿少的情况；注意患儿的精神状况、面色及末梢循环情况；准确记录24小时出入量。

高热者给予头部冰敷等物理降温措施，擦干汗液，及时更衣，做好口腔及皮肤护理。

观察大便次数、颜色、气味、性状、量，及时送检，采集标本时注意应采集黏液脓血部分。

观察代谢性酸中毒表现，如是否出现深长呼吸、精神萎靡、口唇樱红等，如有发生应及时报告医生。

观察低血钾、低血钙表现，患儿出现全身乏力、肌张力低下、反应迟钝、恶心、呕吐、腹胀及听诊肠鸣音减弱或消失等现象时，提示有低血钾存在，应及时进行血生化检测，如患儿出现哭闹不安、易惊、两眼上翻等低血钙表现，应报告医生。

2. 维持水、电解质及酸碱平衡

（1）遵医嘱补充液体，根据病情可选择口服补液或静脉补液。轻度脱水、无呕吐及腹胀者可采用口服补液；中、重度脱水及呕吐严重或腹胀者则采用静脉补液。

（2）补液原则为先快后慢、先盐后糖、先浓后淡、见尿补钾。

（3）静脉补液应注意保证补液通道顺畅，准确调整输液速度，及时观察脱水情况是否得到纠正。

（4）每日测体重一次。

3. 做好饮食管理

目前不主张腹泻患儿禁食，可以自由饮食，根据患儿的情况选择流食、半流食等，防止因患儿腹泻而丢失营养成分所致的营养不良或体重下降。

继续母乳喂养，暂停辅食。6个月以上的婴儿可用已习惯的平常饮食，如选用稠粥、面条，可加一些熟植物油、蔬菜、肉末等，但需由少量到多量。

4. 做好皮肤黏膜护理

（1）保持皮肤完整性。腹泻时肛门周围的皮肤容易发生糜烂，甚至引起溃疡及感染，所以应加强臀部的护理。选用的尿布应柔软，勤更换。每次便后用温水清洗臀部并吸干水分，局部涂以5%鞣酸软膏或40%氧化锌油并按摩片刻，促进局部血液循环。避免使用不透气塑料布或橡皮布，防止尿布疹发生。

（2）注意口腔护理，保持口腔清洁及湿润，避免干裂、破溃。

5. 健康教育

向家长讲解引起腹泻的因素。指导如何进行合理喂养，告知喂养的注意事项，如提倡母乳喂养，尽量避免在夏季断奶，不可过量进食，应遵循辅食添加的原则，循序渐进、逐步增加。

指导家长做好餐具消毒，让家长教育患儿饭前便后洗手，勤剪指甲。定期进行生长发育监测，发现异常及时治疗。患儿衣物、用具分开消毒。若患儿为感染所致腹泻，家长应注意保护自己不被传染。

指导患儿家长培养患儿良好的生活习惯，注意天气变化，及时增减衣物，尽量避免受凉或过热，积极参加户外活动，加强体格锻炼；避免长期滥用抗生素，以免引起肠道菌群失调。

第四节　先天性巨结肠

一、概述

先天性巨结肠（HD）是儿童常见的先天性肠道发育畸形，发病率男性明显高于女性，男女之比为 4：1。本病具有一定家族发病倾向。先天性巨结肠病理基础为肠壁肌间神经节细胞缺如，故又称"肠无神经节细胞症"，可能与多基因遗传、环境等因素有关。病变通常发生在结肠远端，神经节细胞缺如或减少，使肠壁失去推进式正常蠕动，导致其经常处于痉挛状态，形成功能性肠梗阻，粪便通过困难，痉挛肠管的近端因肠内容物长期堆积而扩张、肥厚，形成巨结肠。

二、护理

（一）护理评估

1. 临床症状评估与观察

（1）询问患儿病史。患儿多于生后 48 小时内不排便或延迟排便，2～3 天内出现腹胀、呕吐、不排便等急性低位性肠梗阻表现。

（2）评估患儿营养情况。长期腹胀、呕吐、便秘使患儿食欲下降，影响营养吸收，易导致营养不良、发育迟缓。

（3）评估患儿有无并发症。小肠结肠炎、肠穿孔是此病最常见、最严重的并发症。应评估全身情况，了解有无腹胀、酸中毒、脉率过快、血压下降等情况发生。

2. 辅助检查

（1）X 线检查。本病新生儿腹部立位平片多显示低位结肠梗阻。钡剂灌肠侧位和前后位照片中可见典型的痉挛肠段和扩张肠段。

（2）活体组织检查，可检查神经节细胞的数量。巨结肠患儿缺乏神经节细胞。

（3）肛管直肠测压，测定直肠和肛门括约肌的压力变化，可诊断先天性巨结肠和鉴别其他原因引起的便秘。

（4）直肠黏膜组织化学检查，用化学方法测定乙酰胆碱和胆碱酶，有助于先天性巨结肠的诊断。

3.体格检查评估

（1）疼痛评估。

（2）精神状态评估。

（3）营养评估。

（二）护理诊断

1.手术前

（1）便秘，与低位性肠梗阻有关。

（2）营养失调，患儿摄取的能量低于机体需要量。与便秘、腹胀引起食欲下降有关。

（3）潜在并发症，包括小肠结肠炎、肠穿孔。

（4）继发感染风险。

（5）家属缺乏与疾病及护理相关的知识。

2.手术后

（1）感染风险，与身体状况差及手术创伤有关。

（2）潜在并发症，如吻合口狭窄。

（三）护理目标

1.手术前

患儿粪便形态正常，患儿家属能描述预防便秘的措施和治疗便秘方法。

患儿食欲增加，体重未下降或保持稳定。

及早发现患儿意识情况的变化并使其得到及时有效的处理。

患儿住院期间无感染的症状和体征，减少可能会引发感染的危险因素，全血细胞计数正常。

患儿家属了解疾病治疗、护理方面的知识。

2.手术后

不发生感染，表现为体温 < 38 ℃，伤口清洁、干燥，按期愈合。

（四）护理措施

1.手术前

（1）缓解便秘，需要注意以下两点：①口服缓泻剂、润滑剂如蜂蜜等，帮助排便。②用开塞露或甘油栓等诱导排便，清洁灌肠，每日 1 次，每次注入生理盐水 50 ~ 100 mL，反复灌洗，直到积存粪便排尽为止。

（2）给予适当的营养支持，应注意以下两点：①禁食期间遵医嘱静脉补充营养，对营养不良、低蛋白血症患者应加强营养支持。②评估和记录患儿体重，每周测体重 2 次。

（3）密切观察病情，注意观察有无小肠结肠炎的征象，如腹泻、高热、排出奇臭粪液、腹胀、脱水、电解质紊乱等，并做好手术前准备。

（4）健康教育。向家长说明选择治疗的方法和目的，解除其心理负担，争取其对治疗和护理的支持与配合。

（5）清洁灌肠。注意事项如下：①选择合适的部位，灌肠前了解病变范围、肠曲走向，以便确定肛管插入深度和方向。②选择合适的肛管，要求肛管软硬粗细适宜。③插管时动作应轻柔，缓慢推进，遇到阻力时应缓慢退回或改变肛管方向再进行，强行插管有导致结肠穿孔的危险。如肛管内有血液或液体只进不出，应高度怀疑是否穿孔。如患儿诉腹痛剧烈，应急诊拍腹部 X 线片检查。肛管插入深度要超过狭窄段肠管，以便达到扩张的结肠内，使气体及大便排出。④忌用清水灌肠，以免发生水中毒。要求以等渗盐水，反复冲洗，每次抽出量与注入量相等或稍多，同时手法按摩腹部帮助大便排出。⑤如灌肠液流出不畅，可能是由于肛管阻塞、肛管扭转或插入深度不够，应做相应处理。如处理后灌洗仍困难，大便硬而成团或成大块状时，可灌入 50% 硫酸镁 20～30 mL，以刺激排便。

2. 手术后

（1）预防并发症。预防感染，观察病情，了解有无腹胀，是否排气、排便，如出现腹胀及不排气、排便，可能与并发症有关，应及时报告医生，预防伤口感染。肠蠕动未恢复前应禁食。如体温升高、大便次数增多，肛门处有脓液流出，表示盆腔感染，应在联合应用抗生素的同时，局部切开引流。

（2）改善排便功能。术后 2 周左右开始每天扩肛 1 次，持续 3～6 个月，同时训练排便习惯，以改善排便功能。效果不佳，应做进一步检查和处理。发现大便变细时，应想到吻合口狭窄的可能，可试行手指扩肛。如手指扩肛无效，并伴有腹胀，便秘，应去医院做进一步检查，以明确是否需要再次手术治疗。同时要做好家长及患儿思想工作，加强患儿排便自控能力的训练，以达到正常排便。

第五节　口炎

一、概述

口炎是指口腔黏膜由于各种感染引起的炎症，若病变局限于局部如舌、牙龈、口角，则分别称之为舌炎、牙龈炎、口角炎等。本病婴幼儿多见，可单独发病，亦可继发于急性感染、腹泻、营养不良、体弱和维生素 B 或维生素 C 缺乏等全身性疾病。

常见的口炎有疱疹性口炎、溃疡性口炎、鹅口疮。抵抗力下降、口腔不洁是发生口炎的诱因。

常见口炎类型及相应病原体见表 3-3。

表 3-3　常见口炎类型及相应病原体

口炎类型	病原体
疱疹性口炎	单纯疱疹病毒 I 型
溃疡性口炎	金黄色葡萄球菌、肺炎链球菌
鹅口疮（雪口病）	白念珠菌

二、护理

（一）疱疹性口炎

1. 口腔护理

保持清洁，多饮水。

以 3% 过氧化氢溶液或 0.1% 依沙吖啶溶液清洗溃疡面，每天 2～3 次。

年长儿可用含漱剂。

2. 局部涂药

局部涂以碘苷。另可用西瓜霜、锡类散、冰硼散等。

3. 饮食护理

食用高热量、高蛋白、富含维生素的温凉流质或半流质食物，避免食用刺激性食物（酸、辣、咸、热、粗、硬）。

疼痛影响进食时，局部涂 2% 利多卡因。

不能进食者，给予肠道外营养。

4. 预防继发感染及交叉感染

为患儿护理口腔前后要洗手及食具。

玩具、毛巾等及时消毒。

疱疹性口炎有较强的传染性，注意隔离患儿并监测体温。

（二）溃疡性口炎

1. 口腔护理

同疱疹性口炎。

2. 局部涂药

局部涂以 2.5%～5.0% 金霉素鱼肝油。

3. 饮食护理

同疱疹性口炎。

4. 预防继发感染及交叉感染

同疱疹性口炎。

（三）鹅口疮

1. 口腔护理

哺乳前后清洗口腔。可用 2% 碳酸氢钠溶液清洗口腔。

2. 局部涂药

局部涂以 100 000～200 000 U/mL 制霉菌素鱼肝油混合液。

3. 饮食护理

食用温凉流质或半流质食物。

4. 预防继发感染及交叉感染

奶具浸泡于 5% 碳酸氢钠溶液 30 分钟，洗净后煮沸消毒。

第六节　肠套叠

一、概述

肠套叠是指某段肠管及其相应的肠系膜套入邻近肠腔内引起的一种绞窄性肠梗阻，为婴幼儿常见的急腹症之一。本病 1 岁以内多见，4～10 个月婴儿多发，2 岁以后发病率降低，5 岁以后罕见。男女发病率之比为 4∶1，发病季节以春秋季节多见。

（一）发病机制

肠套叠的不同病因与发病机制见表 3-4。

表 3-4　肠套叠可能病因与发病机制

病因	发病机制
饮食改变	4～10 个月添加辅食引起肠道不适应导致的功能紊乱
回盲部解剖因素	婴儿回盲部活动性大，肠系膜相对长，淋巴组织丰富，受炎症刺激后引起回盲部充血、水肿、肥厚并牵拉肠管形成套叠
病毒感染	与腺病毒、轮状病毒感染有关
肠痉挛及自主神经失调	食物、炎症、腹泻、细菌或寄生虫毒素等刺激促发肠蠕动紊乱或逆蠕动而引起套叠
遗传因素	有家族遗传倾向

（二）治疗要点

1. 非手术疗法

（1）非手术疗法的适应证主要为：肠套叠病程在 48 小时之内，全身情况良好，无明显脱水及电解质紊乱，无腹胀、腹膜炎表现。

禁忌证主要为：病程不短于 48 小时，全身情况差，如严重脱水、电解质紊乱、高热或休克；存在高度腹胀、腹部压痛、肌紧张等腹膜刺激征；反复套叠，怀疑或确诊为继发性肠套叠；小肠型肠套叠；3 个月以下的婴儿肠套叠。

（2）非手术治疗方法主要为：①空气灌肠应首选，即通过肛门注入空气，以空气压力将肠管复位。②B 超监视下水压灌肠。③钡剂灌肠复位是最早复位肠套叠的灌肠疗法，目前国内已较少应用。

2. 手术疗法

手术疗法用于灌肠不能复位的失败病例，肠套叠超过 48 小时以及可疑肠坏死、腹膜炎的晚期病例。手术方法包括单纯手法复位、肠切除吻合、肠造口等。

二、护理

（一）术前护理

1. 密切观察病情

根据患儿入院后病情轻重，立即进行常规或急救护理。

观察患儿腹痛部位、性质、范围，触诊腹部是否存在腊肠样包块；有无继续呕吐和果酱样血便。

非手术治疗效果观察：密切观察患儿腹痛、呕吐、腹部包块情况。若患儿经空气或钡剂灌肠后症状缓解，则拔出肛管后可排出大量臭味的黏液血便和黄色粪水；安静入睡，无阵发性哭闹及呕吐；腹部平软，肿块消失；口服活性炭 0.5 ~ 1.0 g 后 6 ~ 8 小时由肛门排出黑色炭末。

观察患儿生命体征、意识状态，严格记录 24 小时液体出入量，注意有无水、电解质紊乱，有无腹膜炎征象，做好手术前准备。

2. 饮食管理

患儿入院后应禁食，对需要手术治疗的患儿，要问清最后 1 次进食时间，以确保手术前禁食 4 ~ 6 小时。

3. 纠正电解质紊乱

迅速建立静脉通道，按医嘱输液、输血，使用止血药、抗生素，纠正电解质紊乱。

4. 家长健康教育

向家长介绍各种治疗方法及目的，解除家长心理负担，争取其对治疗和护理的配合。同时，加强患儿心理护理，给予必要的安慰，适当解决疑虑。

5. 做好手术前准备

如患儿经空气或钡剂灌肠后仍烦躁不安，阵发性哭闹，仍触及腹部包块，应怀疑肠套叠还未复位或又发生新的套叠，应立即告知医生并做好术前准备，包括备皮、按医嘱做青霉素皮试、插胃管并妥善固定、测体温、按时注射术前针等。

（二）术后护理

1. 做好常规护理及观察

常规护理及观察应注意：①术后给予卧床、吸氧、心电图监测。②观察伤口敷料有无潮湿或渗血，防止吻合口瘘和感染。③注意胃肠减压通畅，记录减压液的量和性质。术后排气、排便后可拔除胃肠引流管。④根据病情给予适当的卧位（如抬高床头），预防腹胀及肠粘连。⑤注意膀胱充盈情况。

2. 观察体温

患儿术后 3 天内发热但体温在 38.5 ℃以下，考虑为手术热，不用药物降温；若经 4～5 天体温转为高热，提示有感染的可能，应报告医生。

3. 饮食管理

根据病情禁食 1～2 天，禁食期间每日口腔护理 2 次。胃肠功能恢复正常后开始由口进食，一般为流食，以后按医嘱饮食。若术后 4 天病情仍不允许进食，可从胃管给予少量肠内营养。

第四章 呼吸系统疾病患儿的护理

第一节 儿童呼吸系统解剖、生理及免疫特点

呼吸系统以环状软骨为界划分为上、下呼吸道。上呼吸道包括鼻、鼻窦、咽、咽鼓管、会厌及喉；下呼吸道包括气管、支气管、毛细支气管、呼吸性细支气管、肺泡管及肺泡。

一、儿童呼吸系统解剖特点

鼻：鼻腔短小，无鼻毛，后鼻道狭窄，黏膜柔嫩，血管丰富。

鼻窦：鼻窦口相对较大，且鼻窦黏膜与鼻腔黏膜相连。

鼻泪管：鼻泪管较短，开口瓣膜发育不全。

咽：咽部狭窄且垂直，咽鼓管宽、短、直，呈水平位。腭扁桃体在 1 岁内发育差，4~10 岁时发育达高峰，14~15 岁后逐渐退化。

喉：喉部呈漏斗状，相对狭窄，黏膜柔嫩而富有血管及淋巴组织。

气管、支气管：管腔狭窄，黏膜血管丰富，软骨柔软，缺乏弹性组织。黏液腺分泌不足，气道较干燥，纤毛运动差，清除能力弱。右支气管粗短，为气管的直接延伸。

肺：弹性纤维发育差，血管丰富，毛细血管及淋巴组织间隙较成人宽，肺间质发育旺盛。肺泡小且数量少，含血量相对多而含气量相对少。

胸廓：呈桶状，肋骨呈水平位，膈肌位置较高。胸腔较小，肺较大，呼吸肌发育差。儿童纵隔相对较大，纵隔周围组织松软、富于弹性。

二、儿童呼吸系统生理特点

（一）呼吸频率和节律

儿童代谢旺盛，需氧量高，但呼吸系统发育不完善，呼吸运动较弱，为满足生理需要，只能加快呼吸频率，故儿童呼吸较快，且年龄越小呼吸频率越快，各年龄段儿童呼吸和脉搏频率比较见表 4-1。新生儿由于呼吸中枢发育未成熟，易出现呼吸节律不整、间歇、暂停等现象。

表 4-1　各年龄段儿童呼吸和脉搏频率比较

年龄段	呼吸 /（次·分$^{-1}$）	脉搏 /（次·分$^{-1}$）	呼吸：脉搏
新生儿	40 ~ 45	120 ~ 140	1 : 3
1 岁以下	30 ~ 40	110 ~ 130	1 :（3 ~ 4）
2 ~ 3 岁	25 ~ 30	100 ~ 120	1 :（3 ~ 4）
4 ~ 7 岁	20 ~ 25	80 ~ 100	1 : 4
8 ~ 14 岁	18 ~ 20	70 ~ 90	1 : 4

（二）呼吸类型

婴幼儿呼吸肌发育差，呼吸时胸廓活动范围小而膈肌活动明显，呈腹式呼吸。随着年龄的增长，呼吸肌逐渐发育，膈肌下降，肋骨由水平位逐渐倾斜，胸廓前后径和横径增大，出现胸腹式呼吸。

（三）呼吸功能

儿童肺活量、潮气量、气体弥散量、每分通气量均较成人小，而气道阻力较成人的大，各项呼吸功能的储备能力均较低，当患呼吸道疾病时，易发生呼吸功能不全。

三、儿童呼吸系统免疫特点

（一）非特异性免疫

儿童呼吸系统的非特异性免疫功能差，表现在鼻前庭无鼻毛、气管黏液分泌不足、纤毛运动差、咳嗽反射弱等。

（二）特异性免疫功能较差

儿童呼吸系统的特异性免疫功能差，表现在分泌型免疫球蛋白 A 水平低，肺泡巨噬细胞功能不足，乳铁蛋白、溶菌酶、干扰素、补体等数量和活性都不足，较儿童易患呼吸道感染。

第二节　急性上呼吸道感染

一、概述

急性上呼吸道感染是指由各种病原体引起的上呼吸道炎症，简称上感，俗称"感冒"，是儿童较常见的疾病。

本病 90% 以上由病毒感染引起，主要致病病毒有呼吸道合胞病毒、流感病毒、副流感病毒、腺病毒、鼻病毒、柯萨奇病毒、单纯疱疹病毒等。病毒感染后可继发细菌感染，常见致病菌为溶血性链球菌，其次为肺炎球菌等。

由于上呼吸道的解剖特点和免疫特点，婴幼儿易患上呼吸道感染，若有维生素D缺乏性佝偻病、先天性心脏病、营养不良、贫血等，则易引起反复感染使病程迁延。气候改变、空气污浊、护理不当等亦容易诱发本病。

二、护理

（一）护理评估

1. 健康史

了解患儿有无上呼吸道感染史，既往有无反复发作史，是否有营养缺乏性疾病和先天性疾病，有无免疫功能下降等。

2. 身体状况

婴幼儿上呼吸道感染的症状以发热、精神较差、食欲较差甚至呕吐、腹泻等全身症状为主，年长儿症状以呼吸道黏膜卡他性炎为主，如流涕、喷嚏、咳嗽、咽部不适、乏力等。体格检查可见咽部充血、扁桃体肿大等。

3. 心理－社会状况

患儿因发热、烦躁或环境陌生以及与父母分离而出现焦虑、恐惧。家长常因儿童发热不退而焦虑不安，或因担心患儿会发展成肺炎而担忧。

（二）护理诊断

1. 体温过高

与呼吸道感染有关。

2. 潜在并发症

热性惊厥。

3. 舒适度的改变

与咽痛、鼻塞等有关。

（三）护理措施

1. 维持体温正常

密切观察患儿体温变化，体温高于38.5 ℃时给予物理降温。如头部冷敷、在腋下及腹股沟处置冰袋、温水擦浴、冷盐水灌肠等。

按医嘱给予患儿退热剂，如口服对乙酰氨基酚或安乃近溶液滴鼻，并给予抗病毒药物，合并细菌感染者使用抗生素治疗。

保证患儿摄入充足的水分，给予易消化和富含维生素的清淡饮食，必要时静脉补充营养和水分。

及时更换汗湿的衣服并适度保暖，避免患儿因受凉而使症状加重或反复。保持口腔及皮肤清洁。

2. 预防热性惊厥

密切观察病情，患儿体温超过 38.5 ℃时应及时给予降温处理，既往有热性惊厥者更要注意及时降温。

必要时按医嘱预防性应用镇静剂（如苯巴比妥）。

保持室内安静，减少刺激。

3. 促进舒适

保持室内空气清新，维持室温在 18～22 ℃，湿度为 50%～60%。

及时清除患儿鼻腔及咽喉部分泌物，保证呼吸道通畅。鼻塞严重时，清除鼻腔分泌物后用 0.5% 麻黄碱液滴鼻，每次 1～2 滴。因鼻塞而妨碍吸吮的婴幼儿，宜在哺乳前 10～15 分钟滴鼻，使鼻腔通畅，保证吸吮顺畅。

注意观察有无咽部充血、水肿等情况，咽部不适时可给予润喉含片或行雾化吸入。

4. 健康教育

（1）指导家属观察并及早发现并发症，及时与医护人员联系，以便及时处理；让患儿多饮水，给予清淡、富含营养、易消化的流质、半流质饮食；嘱患儿注意休息，减少能量消耗，发热时应卧床休息。

（2）介绍预防措施，包括保持房间空气新鲜，温度、湿度适宜；增加营养和加强体格锻炼，避免受凉；尽量避免儿童到人多的公共场所玩耍；及时增减衣服，避免过热或过冷；积极治疗原发病，提倡母乳喂养，及时添加辅食。

反复发生上呼吸道感染的患儿应加强体育锻炼，增强体质，多进行适宜的户外活动。用冷水洗脸，可以在一定程度上预防感冒。在集体托幼机构，应注意早期隔离患儿，保护易感儿，如有流行趋势，可用食醋熏蒸法消毒居室。

第三节　急性感染性喉炎

一、概述

急性感染性喉炎为喉部黏膜急性弥漫性炎症，以犬吠样咳嗽、声音嘶哑、喉鸣、吸气性呼吸困难为特征，多发生在冬季、春季，婴幼儿多见。本病大多为上呼吸道感染的一部分。

本病由病毒或细菌感染引起，亦可并发于麻疹、百日咳和流感等急性传染病。常见的致病病毒为副流感病毒、流感病毒和腺病毒，常见的致病菌为金黄色葡萄球菌和肺炎链球菌。由于儿童喉部解剖特点，炎症时易充血、水肿而出现喉梗阻。

二、护理

（一）护理评估

1. 健康史

了解有无上呼吸道感染史，既往有无反复发作史，湿疹或其他过敏史，是否为特异性体质，有无免疫功能下降、营养障碍性疾病等。

2. 身体状况

应详细了解患儿的症状及体征。本病以咳嗽为主要症状，开始为刺激性干咳，以后咳痰，伴发热、纳差、乏力、呕吐、腹泻等。

体格检查：双肺呼吸音粗糙，可闻及不固定散在的干啰音、中粗湿啰音或喘鸣音。

3. 心理－社会状况

患儿因呼吸困难而烦躁不安。住院患儿因环境陌生以及与父母分离而出现焦虑、恐惧。家长因担心患儿会发生窒息而担忧。应对这些情况加以评估。

（二）护理诊断

1. 低效性呼吸形态

与喉头水肿有关。

2. 有窒息的危险

与喉头水肿致喉梗阻有关。

3. 焦虑

与呼吸困难不能缓解有关。

（三）护理措施

1. 改善呼吸功能，保持呼吸道通畅

注意休息，减少活动，避免患儿哭闹。

室内空气清新，维持室内湿度在60%左右。缓解患儿喉肌痉挛，湿化气道，稀释呼吸道分泌物，这些措施对减轻呼吸困难有明显效果。

抬高床头以保持患儿体位舒适，持续低流量吸氧，必要时行超声雾化吸入。

耐心细致地喂养，避免患儿进食时发生呛咳。

2. 密切观察病情变化

根据患儿三凹征、吸气性喉鸣、发绀及烦躁的表现来判断缺氧的程度。及时抢救喉梗阻患儿，随时做好气管切开的准备，以免因吸气性呼吸困难而窒息致死。

3. 健康教育

加强户外活动，多晒太阳，增强患儿体质，提高抗病能力。

注意气候变化，及时增减衣服，避免患儿受寒或中暑。

在感冒流行期间，尽量减少患儿外出，以防传染。

患儿生活要有规律，保证充足的营养和睡眠，避免吹风着凉。

保持患儿口腔卫生，养成晨起、饭后和睡前刷牙漱口的习惯。

适当多吃梨、生萝卜、话梅等，以保养患儿的咽喉。

第四节　肺炎

一、概述

肺炎是指不同病原体或其他因素所致的肺部炎症，临床特征为发热、咳嗽、气促、呼吸困难和肺部固定湿啰音。肺炎是婴幼儿时期的常见病，占我国住院儿童死亡原因的第一位，是儿童保健重点防治的"四病"之一。本病一年四季均可发生，在冬、春寒冷季节及气候骤变时发病率高。

几种不同病原体所致肺炎特点见表4-2。

表4-2　几种不同病原体所致肺炎特点

类型	好发年龄	临床特点	肺部体征	X线检查表现	白细胞计数	病程
呼吸道合胞病毒肺炎	2岁以内，2～6个月为多	突出表现为喘憋，临床上有毛细支气管炎和间质性肺炎两种类型，前者全身中毒症状轻，后者全身中毒症状重。抗生素治疗无效	以哮鸣音、呼气性喘鸣为主，肺部可听到细湿啰音	有肺气肿和支气管周围炎影像；线条状阴影增多或网状阴影	正常或降低	<1周
腺病毒肺炎	6个月～2岁	骤起稽留型高热，中毒症状重，剧烈咳嗽、喘憋、发绀等。抗生素治疗无效	体征出现较晚，发热4～5天才出现湿啰音	影像改变出现较早，呈片状阴影，可融合成大病灶，有肺气肿	正常或降低	3～4周或更长
金黄色葡萄球菌肺炎	新生儿及婴幼儿	起病急、多呈弛张热或稽留热，病情重、发展快，可有皮疹，易复发及出现并发症。因病原体较顽固，抗生素疗程较长	体征出现较早，两肺有中、细湿啰音	变化快，有小片状浸润影，迅速形成多发性小脓肿、脓胸等	明显增高，核左移	数周至数月

类型	好发年龄	临床特点	肺部体征	X线检查表现	白细胞计数	病程
支原体肺炎	婴幼儿及年长儿	以刺激性咳嗽为突出表现；常有发热，热程1～3周；咳黏痰，可带血丝；有全身多系统受累表现。阿奇霉素、红霉素治疗有效	体征不明显。婴幼儿以呼吸困难、喘憋为突出特点	肺门阴影增多；支气管肺炎改变；间质性肺炎改变；见均匀实变影	正常或偏高	2～4周

二、护理

（一）护理评估

1. 健康史

评估有无上呼吸道感染或支气管炎病史，有无麻疹、百日咳等病史，食欲情况有无变化。评估生长发育情况，有无营养障碍性疾病、先天性心脏病等。

2. 身体状况

评估有无发热、咳嗽、气促、呼吸困难、鼻翼扇动、三凹征、唇周发绀，肺部听诊有无固定的中、细湿啰音，注意热型及痰液情况，有无循环、神经、消化系统受累的表现。及时了解血常规、胸片等辅助检查的结果和意义。评估用药效果、药物敏感度和不良反应。

3. 心理－社会状况

本病病情较重，发病率、死亡率较高，病程较长，常需住院治疗。患儿存在呼吸困难、烦躁不安、哭闹、食欲差、对吸氧不合作等表现，家长存在焦虑、自责、忧虑、抱怨等心理。应对这些情况加以评估。

（二）护理诊断

1. 气体交换受损

与肺部炎症导致通气、换气功能障碍有关。

2. 清理呼吸道无效

与呼吸道分泌物过多、黏稠，咳嗽无力，痰液不易排出有关。

3. 体温过高

与肺部感染有关。

4. 营养失调

与摄入量不足、消耗增加有关。

5. 潜在并发症

心力衰竭、中毒性脑病、中毒性肠麻痹、脓胸、脓气胸、肺大疱等。

（三）护理措施

1. 改善呼吸功能

（1）环境与休息。保持室内空气新鲜流通，室温为 18 ~ 22 ℃，相对湿度以 50% ~ 60% 为宜。病室要定时通风换气（应避免患儿吹风着凉）。嘱患儿卧床休息，减少活动。被褥要轻软，内衣应宽松，以免影响呼吸。各种操作应集中进行，尽量使患儿安静，以减少氧的消耗。

（2）按医嘱给氧。患儿凡有低氧血症、呼吸困难、喘憋、口唇发绀、面色灰白等情况应立即给氧。新生儿或鼻腔分泌物多者可用面罩给氧、鼻导管给氧、头罩给氧。婴幼儿给氧可用面罩法，年长儿给氧可采用鼻导管法。采用鼻导管给氧时，氧流量 0.5 ~ 1.0 L/min，氧浓度不超过 40%。重症肺炎缺氧严重者应用面罩给氧，氧流量为 2 ~ 4 L/min，氧浓度为 50% ~ 60%。氧气应湿化，避免损伤呼吸道黏膜。若出现呼吸衰竭，则使用机械通气正压给氧。

（3）抗感染。按医嘱给予患儿抗生素或抗病毒药物，消除肺部炎症，并注意观察药物疗效及副作用。

2. 保持呼吸道通畅

调节室内空气的湿度，并嘱患儿多饮水，避免呼吸道干燥。

协助患儿按时更换体位，一般每 2 小时一次，用手轻拍患儿背部，促使痰液排出。具体方法是：五指并拢、掌指关节略屈，由下向上，由外向内轻拍背部，边拍边鼓励患儿咳嗽。若呼吸道分泌物较多而排出不畅时，可进行体位引流，使分泌物借助重力和振动排出。

指导患儿有效咳嗽，促进痰液排出。

及时清除患儿呼吸道分泌物，对痰液黏稠不易咳出者，可按医嘱给予超声雾化吸入，以稀释痰液利于咳出。雾化吸入器中可加入庆大霉素、利巴韦林、地塞米松、α- 糜蛋白酶等药物，2 次 / 天，每次 20 分钟。因雾化吸入必须深呼吸才能达到最佳效果，故应对患儿进行指导。

必要时给予患儿吸痰，吸痰不能过频和过慢（过频可刺激呼吸道使黏液产生过多，过慢可妨碍呼吸使缺氧加重），注意勿损伤黏膜。吸痰宜在哺乳前或哺乳 1 小时后进行，以免引起呕吐。因吸痰时的刺激，患儿多有咳嗽、烦躁，吸痰后宜立即吸氧。

按医嘱给予患儿祛痰药促进排痰。

3. 维持体温正常

保证患儿摄入充足水分，若体温超过 38.5 ℃应采取物理降温或按医嘱给予退热剂，密切观察患儿体温变化并警惕热性惊厥的发生。

4. 补充营养

给予患儿营养丰富、易消化的半流质饮食，少量多餐，防止因过饱而影响呼吸。

鼓励患儿多饮水,保持呼吸道黏膜湿润,以利于痰液的咳出,同时防止发热导致的脱水。

哺喂时将患儿头部抬高或抱起,防止食物呛入气管发生窒息。重症患儿不能进食时,采取肠道外静脉营养,以保证营养的摄入量,并避免呼吸道黏膜干燥、分泌物黏稠。输液时应严格控制输液量及滴注速度,最好使用输液泵,保持均匀滴入。

5. 密切观察病情,防止并发症

如患儿突然出现烦躁不安、面色苍白、气喘加剧、呼吸大于 60 次 / 分、心率大于 180 次 / 分,肝至肋下的距离在短时间内增长大于 1.5 cm,颜面水肿等心力衰竭的表现,应立即报告医生,同时控制输液速度小于 5 mL/kg,做好给氧、强心、利尿等抢救准备。若患儿咳粉红色泡沫样痰,则为肺水肿的表现,可给患儿吸入经 20% ~ 30% 乙醇湿化的氧气。

密切观察患儿意识、瞳孔等变化,如患儿出现烦躁或嗜睡、惊厥、昏迷、呼吸不规则、瞳孔不等大,提示颅内压增高,可能发生中毒性脑病,应立即报告医生,配合抢救。

密切观察患儿有无呕吐以及呕吐物的性质,有无腹胀,肠鸣音是否减弱或消失,有无便血等。腹胀明显伴低血钾者,按医嘱补钾。有中毒性肠麻痹时给予腹部按摩、热敷、肛管排气、禁食、胃肠减压等处理。

若患儿突然出现烦躁不安、剧烈咳嗽、呼吸困难、胸痛、发绀、患侧呼吸运动受限,提示并发了脓胸或脓气胸,应积极配合医生进行胸腔穿刺或胸腔闭式引流。

6. 健康指导

向患儿及其家长介绍患儿的病情以取得家长配合,协助观察患儿病情变化。讲解肺炎的护理要点,如经常更换体位的重要性,示范轻拍背部协助排痰等。指导合理喂养,婴儿期提倡母乳喂养,建议多进行户外活动等。

注意气候变化,提醒患儿家长为患儿及时增减衣服,避免着凉,一旦上呼吸道感染,及时治疗,防止继发肺炎。让家长了解肺炎的临床特点,治疗要点,治疗药物的名称、剂量、副作用,说明早期规律服药的重要性。积极宣传肺炎预防的相关知识,教育患儿咳嗽时用手帕或纸捂嘴,不随地吐痰,防止病原菌污染空气而传染他人。在冬、春季节注意室内通风,尽量避免带患儿到公共场所,必要时用食醋熏蒸进行房间空气消毒,1 次 / 天,连续 3 ~ 5 天。

第五章　血液系统疾病患儿的护理

第一节　儿童造血和血液特点

一、儿童造血特点

儿童造血可分为两个阶段，即胚胎期造血和生后造血。

（一）胚胎期造血

1. 中胚叶造血期

在胚胎第 3 周开始出现卵黄囊造血，出现原始的有核红细胞。在胚胎第 6 周后，中胚叶造血开始减退，至第 10 周停止，代之以肝、脾造血。

2. 肝脾造血期

肝脏是胎儿中期的主要造血器官。肝脏一般在胚胎第 6～8 周开始造血，产生有核红细胞、少量粒细胞和巨核细胞，4～5 个月时达高峰，至胎儿期 6 个月后，肝脏造血逐渐减退，出生后 4～5 天完全停止造血。脾脏约在胚胎第 8 周开始造血，主要产生粒细胞、红细胞和少量淋巴细胞、单核细胞。胎儿 5 个月后，脾脏造红细胞和粒细胞的功能减退直至消失，而造淋巴细胞的功能可维持终身。

3. 骨髓造血期

胚胎第 6 周时出现骨髓，至胎儿 4 个月时骨髓才开始造血，胎儿 6 个月后骨髓成为主要的造血器官，出生 2～5 周后骨髓成为唯一的造血场所。胸腺、淋巴结从胚胎第 4 个月开始有造淋巴细胞的功能。

（二）生后造血

1. 骨髓造血

骨髓是生后主要的造血器官。儿童出生后几年内所有骨髓均为红骨髓，全部参与造血，以满足生长发育的需要。儿童 5～7 岁开始，长骨干中出现脂肪细胞（黄骨髓），并随着年龄的增长而逐渐增多，红骨髓相应减少，至 18 岁时，红骨髓仅分布于肋骨、胸骨、脊椎、骨盆、颅骨、锁骨、肩胛骨及长骨近端。黄骨髓有潜在的造血功能，当造血需要增加时，它可转变成红骨髓而恢复造血功能。儿童在出生后几年内缺少黄骨髓，造血的代偿潜力差，如果造血需要增加，就容易出现骨髓外造血。

2. 骨髓外造血

在正常情况下，骨髓外造血极少。出生后，尤其在婴儿期，当发生感染性贫血或溶血性贫血等造血需要增加时，肝、脾和淋巴结可随时适应需要，恢复到胎儿时期的造血状态而出现肝、脾、淋巴结肿大，同时外周血中可出现有核红细胞和（或）幼稚中性粒细胞。这是儿童造血器官的一种特殊反应，称为骨髓外造血，当贫血纠正后即恢复正常。

二、儿童血液特点

（一）红细胞数和血红蛋白量

由于胎儿期处于相对缺氧状态，故红细胞数和血红蛋白量均较高，婴儿出生时红细胞数为 $(5.0 \sim 7.0) \times 10^{12}/L$，血红蛋白量为 $150 \sim 220 \ g/L$，未成熟儿稍低。出生后 $6 \sim 12$ 小时因进食少和不显性失水，红细胞数和血红蛋白量有所增高。出生后随着自主呼吸的建立，血氧含量的增高，红细胞生成素减少，骨髓暂时性造血功能降低。胎儿红细胞体积大而寿命短，红细胞在短期内破坏较多（生理性溶血）。婴儿生长发育迅速、循环血量迅速增加。以上这些因素造成红细胞数和血红蛋白量逐渐降低。出生后 $2 \sim 3$ 个月（早产儿较早出现）红细胞数降至 $3 \times 10^{12}/L$ 左右，血红蛋白量降至 $110 \ g/L$ 左右，造成轻度贫血，称为生理性贫血。生理性贫血有自限性，一般无临床症状，也不需要特殊处理。3 个月以后红细胞生成素增加，红细胞数和血红蛋白量又缓慢增加，约于 12 岁时达成人水平。此外，婴儿出生时外周血液中可见到少量有核红细胞，出生后 1 周内消失。

（二）白细胞总数与分类

婴儿出生时白细胞总数为 $(15 \sim 20) \times 10^9/L$，出生后 $6 \sim 12$ 小时为 $(21 \sim 28) \times 10^9/L$，然后逐渐下降，1 周时平均为 $12 \times 10^9/L$，婴儿期白细胞数维持在 $10 \times 10^9/L$ 左右，8 岁以后接近成人水平。

白细胞分类主要是中性粒细胞与淋巴细胞比例的变化。出生时中性粒细胞比例约为 0.65，淋巴细胞比例约为 0.30。随着白细胞总数的下降，中性粒细胞比例也相应下降，出生后 $4 \sim 6$ 天两者比例约相等。之后淋巴细胞比例上升，约为 0.60，中性粒细胞比例约为 0.35，$4 \sim 6$ 岁时两者比例又相等，以后中性粒细胞比例上升。7 岁后白细胞分类与成人相似。刚出生的儿童末梢血液中也可出现少量幼稚中性粒细胞，但在数日内即消失。嗜酸性粒细胞、嗜碱性粒细胞及单核细胞的数目在各年龄段差异不大。

（三）血小板数

儿童的血小板数量与成人相似，为 $(100 \sim 300) \times 10^9/L$。

（四）血容量

儿童血容量相较成人为多。新生儿血容量约占体重的 10%，平均为 300 mL；年长儿血容量占体重的 8%~10%；成人血容量占体重的 6%~8%。

第二节　儿童贫血

一、缺铁性贫血

（一）概述

缺铁性贫血是由于机体缺铁引起血红蛋白合成减少的一种小细胞低色素性贫血。缺铁性贫血患者遍及全球，是临床上最常见的一种贫血，以 6 个月至 2 岁的婴幼儿发病率最高，对儿童健康危害较大，是我国重点防治的儿童常见疾病之一。

1. 病因

任何引起机体铁缺乏的因素都可能导致缺铁性贫血，引起铁缺乏的原因主要有以下 4 点。

（1）先天储铁不足。胎儿期最后 3 个月从母体获得的铁最多，足够其出生后 4~5 个月利用，早产儿、双胎、胎儿失血、孕妇患缺铁性贫血可致胎儿储备铁减少。在胎儿娩出时，适当推迟结扎脐带的时间，可以使新生儿多获得 75 mL 左右的血液（含铁约 40 mg）。

（2）铁摄入不足。食物铁供应不足是导致儿童缺铁性贫血的主要原因。单纯使用牛乳、母乳、谷类等低铁食品而不添加含铁丰富的食物喂养婴儿，年长儿偏食、挑食或摄入动物性食物过少等，均可引起铁摄入不足。

（3）生长发育快。婴儿、青春期的儿童生长发育快，随着体重增加，血容量也随之增加，需铁量也相对增多，若不及时增加含铁丰富的食物，就容易发生缺铁。

（4）吸收减少和（或）丢失过多

食物的不同成分对铁的吸收可产生不同的影响，维生素 C、肉类、氨基酸、果糖、脂肪酸可促进铁吸收，茶、咖啡、牛奶、蛋类、麦麸、植酸盐等抑制铁吸收，所以食物搭配不合理可使铁吸收减少。正常婴儿每日排出铁量比成人多，出生后 2 个月的婴儿由粪便排出的铁比从食物中摄入的铁多。用未经加热的鲜牛奶喂养婴儿和肠息肉、膈疝、钩虫病等常可引起慢性少量肠出血，导致铁丢失过多。慢性腹泻，反复感染可减少铁的吸收和增加铁的消耗，影响铁的利用。

2. 发病机制

铁缺乏对造血及多组织器官的功能均有影响。

（1）对造血系统的影响。铁是合成血红蛋白的原料，正常情况下，经小肠吸收的铁与血浆中的运铁蛋白结合后转被运到需铁组织。铁到达骨髓造血组织后即进入幼稚红细胞，在线粒体中与原卟啉结合形成血红素，血红素与珠蛋白结合形成血红蛋白。故铁是构成血红蛋白必需的原料，当铁缺乏时血红素生成减少，血红蛋白合成也减少，导致新生红细胞内血红蛋白含量不足，细胞质不足，细胞体积变小。缺铁对细胞的分裂、增殖影响较小，故红细胞数量减少的程度不如血红蛋白减少明显，进而形成小细胞低色素性贫血。人体血红蛋白含铁量约占机体总铁量的 70%，以铁蛋白及含铁血黄素的形式储存在肝、脾、骨髓等组织中的储存铁占 30%，当铁供应不足时，储存铁可供造血需要。所以，缺铁早期无贫血表现，当缺铁进一步加重，储存铁耗竭时，才有贫血出现。缺铁性贫血是铁缺乏的晚期表现。

（2）对非造血系统的影响。铁被机体内许多含铁酶和铁依赖酶（如细胞色素 C、单胺氧化酶、核糖核酸还原酶、琥珀酸脱氢酶等）所利用，这些酶控制着体内重要代谢过程，其活性依赖于铁的水平。铁与组织呼吸、胶原合成、淋巴细胞及粒细胞功能、神经介质的合成与分解、躯体及神经组织的发育都有关系。铁缺乏时因酶活性下降（缺铁的早期即可出现），导致一系列非造血系统改变。例如上皮细胞退变、萎缩、小肠黏膜变薄引起吸收功能减退，大脑皮层和下丘脑 5-羟色胺、多巴胺等介质堆积引起神经功能紊乱，甲状腺滤泡上皮细胞坏死、甲状腺素分泌减少，细胞免疫功能及中性粒细胞功能下降引起抗感染能力减低，等等。

（二）护理

1. 护理评估

（1）健康史。在评估时应注意以下方面：应向家长了解患儿的喂养方法及饮食习惯，有无因饮食结构不合理或患儿偏食导致长期铁摄入不足；应询问患儿母亲孕期是否有贫血，有无早产、多胎、胎儿失血等引起先天储铁不足的情况；应了解患儿有无因生长发育过快而造成铁相对不足的因素；应了解患儿有无慢性腹泻、肠道寄生虫病等慢性疾病，以及造成铁丢失过多及吸收减少的情况。

（2）身体状况。任何年龄儿童均可发病，以 6 个月至 2 岁的婴幼儿最多见。本病起病缓慢，多数患儿不能确定具体发病时间，就诊时病情已经比较严重，部分患儿可因其他疾病就诊时才发现患有本病。应仔细详估患儿以下几个方面的身体状况。

①一般贫血表现：患儿皮肤黏膜逐渐苍白，以唇、口腔黏膜、甲床最明显。头发枯黄，倦怠乏力，不爱活动或烦躁，体重不增加或增加缓慢。年长儿常诉头晕、眼前发黑和耳鸣等。

②骨髓外造血的表现：由于骨髓外造血，患儿出现肝、脾肿大。年龄越小，贫血越重，病程越长，肝、脾肿大越明显。

③非造血系统的表现：

神经系统症状：患儿常有精神萎靡、烦躁不安或容易激惹等表现。年长儿常出现注意力不集中、记忆力减退、理解力降低、学习成绩下降，智力多较同龄儿低。上述症状会影响儿童的交往能力、模仿能力、语言学习能力、思维活动能力，也可能影响儿童心理的正常发育。

消化系统症状：患儿常有食欲缺乏，少数有异食癖（如喜吃泥土、煤渣、墙皮等）等表现。重者出现口腔炎、舌炎和舌乳头萎缩，甚至出现萎缩性胃炎或吸收不良综合征。

心血管系统的症状：患儿明显贫血时心率增快、心脏扩大，重者可发生心力衰竭。

其他：患儿因细胞免疫功能低下，常合并各种感染；因上皮组织异常而出现指甲薄脆、不光滑甚至反甲（舟状甲）。

（3）辅助检查。患儿的辅助检查结果常存在以下特征。

①血常规：红细胞数、血红蛋白量均低于正常值，其中血红蛋白量降低比红细胞数降低更明显，呈小细胞低色素性贫血。外周血涂片可见红细胞大小不等，以小细胞为主，中央淡染区扩大。平均红细胞体积（MCV）、平均红细胞血红蛋白含量（MCH）、平均红细胞血红蛋白浓度（MCHC）均降低。网织红细胞数正常或轻度减少。白细胞、血小板一般无特殊改变。

②骨髓象：增生活跃，以中、晚幼红细胞增生为主。各期红细胞体积小且细胞质少，染色偏蓝。粒细胞和巨核细胞系一般无明显改变。

③有关铁代谢的检查：血清铁蛋白降低（小于 12 μg/L），血清铁降低（小于 10.7 μmol/L），总铁结合力增高（大于 62.7 μmol/L），运铁蛋白饱和度降低（小于 15%）。红细胞内游离原卟啉增高（大于 0.9 μmol/L）。

（4）心理社会状况。婴幼儿患儿心理改变不明显。年长患儿，特别是病情较重、病程较长的患儿，体格和智力发育受到影响，不能与同龄儿童一样玩耍和游戏，加上学习时注意力不能集中、理解力和记忆力较差，使其学习成绩很难提高，造成患儿情绪改变，会产生忧郁、自卑、厌学等心理。家长因缺乏对本病的认识，对轻症贫血患儿不够重视，待病情加重时又感到内疚，可能不能正确对待有异食癖的患儿，从而过多责备甚至歧视患儿，对患儿的心理会产生不良影响。

（5）治疗原则。根治缺铁性贫血的关键是去除病因，特效药是铁剂。铁剂多采用口服，如硫酸亚铁（含元素铁 20%）。存在严重胃肠反应或吸收不良者，给予右旋糖酐铁肌内注射，其疗效与口服相同。严重贫血或血红蛋白低于 70 g/L 者，可少量多次输注浓缩红细胞，以尽快纠正贫血症状。

2. 护理诊断

（1）活动无耐力，与贫血致组织、器官缺氧有关。

（2）营养失调，与铁供应不足、吸收不良、丢失过多或消耗增加有关。

（3）知识缺乏，家长及年长患儿的营养知识不足。

3. 护理措施

（1）嘱患儿注意休息，适量活动。轻度贫血患儿，对日常活动均可耐受，一般不需要卧床休息，在剧烈活动时比正常同龄儿童更易感到疲乏，甚至头晕目眩，故应让患儿生活有规律，做适合个体的运动。严重贫血患儿，应根据其活动耐力下降程度制订休息方式、活动强度及每次活动持续时间，可吸氧、卧床休息，必要时协助患儿的日常生活，定时测量心率。重症贫血并发心功能不全或严重感染的患儿，可少量多次输血，以尽快改善贫血状态。

（2）合理安排饮食，具体应注意以下几点。

①帮助年长儿纠正不良饮食习惯。

②指导家长学习合理搭配膳食的方法。让家长了解动物血、黄豆、肉类等食物含铁较丰富，是防治缺铁的理想食品；维生素C、肉类、氨基酸、果糖、脂肪酸可促进铁吸收，可与铁剂或含铁食品同时进食；茶、咖啡、牛奶、蛋类、麦麸、植酸盐等抑制铁吸收，应避免与含铁多的食品或铁剂同时进食。

③婴儿膳食种类较少且多为低铁食品，应指导家长按时添加含铁丰富的辅食或补充铁强化食品，如铁强化牛奶、铁强化米粉等。母乳中含铁量虽少，但吸收率高达50%，一般食物中铁的吸收率仅有1%～22%，应提倡用母乳喂养婴儿。

④指导家长对早产儿及低体重儿尽早（约2月龄）给予铁剂［元素铁含量为0.8～1.5 mg/（kg·d）］。

⑤鲜牛奶必须经加热处理后才能喂养婴儿，以减少因过敏而致的肠道出血。

（3）应用铁剂，在铁剂治疗过程中注意以下护理要点。

①口服铁剂的注意事项：剂量以元素铁计算，口服量为4～6 mg/（kg·d），分2～3次口服，血红蛋白达正常水平后再继续服用2个月左右停药为1个疗程，以补充铁的储存量。治疗过程中最好测定患儿血清铁蛋白水平，避免因铁过量中毒。近年来国内外循证医学研究证实，按元素铁每次1～2 mg/kg计算，每周口服1～2次，2～3个月为1个疗程，也能取得比较肯定的疗效，而且儿童对口服铁剂顺应性增加。

铁剂对胃肠道有刺激性，可引起胃肠不适及疼痛、恶心、呕吐、便秘或腹泻，故口服铁剂应从小剂量开始，在两餐之间用药。

铁剂可与稀盐酸和（或）维生素C同服，以利吸收；忌与抑制铁吸收的食品同服。

液体铁剂可使牙齿染黑，可用滴管或吸管给药。服用铁剂后，大便呈黑色或柏油样，停药后恢复正常。应向家长及年长儿说明其原因，消除顾虑。

观察疗效：铁剂治疗有效者，于给药 12～24 小时后，临床症状好转，烦躁等精神症状减轻，食欲增加；36～48 小时后，骨髓出现红系增生现象；3～4 天后，网织红细胞数上升（网织红细胞数 5～7 天后达高峰，2～3 周后降至正常）；1～2 周后，血红蛋白量逐渐上升，一般 3～4 周达正常，若服药 3～4 周后仍无效果，应查找原因。

②注射铁剂的注意事项：应精确计算剂量，分次行深部肌内注射，每次更换注射部位，减少局部刺激，以免引起组织坏死。偶见因注射右旋糖酐铁而引起过敏性休克的病例，故首次注射后应观察 1 小时。

4. 健康教育

根据家长的文化程度及理解能力，宣传科学育儿的方法，讲解本病的病因、临床表现、治疗原则、护理要点和预防知识，让家长明确知晓及时治疗和精心护理对儿童健康成长及智力发育的重要意义。应减轻其焦虑等不良心理，使其积极主动配合治疗和护理。向其解释患儿适度活动和休息的意义，合理安排患儿的日常生活。加强护理，注意预防交叉感染，避免到人多的公共场所，避免与传染病患儿接触。贫血纠正后，合理安排膳食和培养良好饮食习惯是防止复发及保证正常生长发育的关键。对因缺铁性贫血而导致智力降低、学习成绩下降者，应加强教育和训练。

缺铁性贫血的预防方法：①加强孕晚期和哺乳期母亲营养，摄入富含铁的食物时加服维生素 C 以促进铁的吸收，可以口服铁剂 1 mg/kg，每周 1 次，至哺乳期结束。②提倡母乳喂养婴儿，按时添加含铁丰富的辅食，强调进食高蛋白、高维生素、高铁饮食的意义。由于母乳中铁的吸收率较牛乳高，出生后 6 个月内的婴儿若有足量母乳喂养，可以维持血红蛋白和储存铁在正常范围，建议足月儿纯母乳喂养至 4～6 个月。此后至 1 岁，若无母乳或进行部分母乳喂养，应采用铁强化配方乳喂养。幼儿和年长儿（尤其是青春期的女孩）的食物应富含铁，并应注意食物的合理搭配，以利于铁的吸收。人工喂养儿应以铁强化配方乳喂养，并及时添加辅食。若以鲜牛乳喂养，必须加热处理以减少牛乳过敏所致的肠道失血。对早产儿、低体重儿，宜从 2 个月左右起给予铁剂预防缺铁性贫血，同时补充维生素 C 和 B 族维生素以促进铁的吸收。

二、巨幼红细胞性贫血

（一）概述

巨幼红细胞性贫血是由于缺乏维生素 B_{12} 或叶酸所引起的一种大细胞性贫血。其主要临床特点为贫血、神经精神症状和患儿体征的明显变化，用维生素 B_{12} 或叶酸治疗有效。本病多见于婴幼儿，2 岁以内者占 96% 以上。本病农村地区发病率较高。

1. 病因

（1）摄入不足。

人体所需的叶酸主要来源于食物，部分由肠道细菌合成，但吸收很少。绿色新鲜蔬菜、水果、酵母、谷类和动物肝肾等叶酸含量丰富，但经加热易被分解破坏。母乳和牛乳均可提供足够的叶酸。食物中叶酸主要在十二指肠和空肠中被吸收入血，随血流分布于身体各组织中，主要储存于肝脏。婴儿体内储存的叶酸可供生后 4 个月生理需要，因此短期缺乏叶酸不会引起营养性巨幼红细胞性贫血。维生素 B_{12} 主要来源于动物性食物，如肉类、蛋类、海产品等，乳类中维生素 B_{12} 含量少，羊乳几乎不含维生素 B_{12} 和叶酸，植物性食物中含量甚少。食物中维生素 B_{12} 进入胃内后，与内因子结合成复合物在小肠吸收入血，主要储存于肝脏。由于许多食物中含有维生素 B_{12}，只要日常饮食均衡，从食物中摄取的维生素 B_{12} 就能满足生理需要。

胎儿可从母体获得维生素 B_{12}，正常足月新生儿在出生时肝内储存有一定量的维生素 B_{12}。若孕妇在妊娠期间缺乏维生素 B_{12}，新生儿肝内储存量会明显减少。当婴儿肝内的维生素 B_{12} 储存量过低而摄入又不足时，易患本病。如单纯以母乳喂养婴儿而没有及时添加辅食，特别是母体长期素食或患有致维生素 B_{12} 吸收障碍的疾病，其乳汁中维生素 B_{12} 的含量极少，则婴儿容易患此病。长期偏食或仅进食植物性食物所致的维生素 B_{12} 缺乏多见于年长儿。

（2）吸收和利用障碍。慢性腹泻、局限性回肠炎等疾病会影响维生素 B_{12} 的吸收；肝脏疾病、急性感染、胃酸减少等疾病也会影响维生素 B_{12} 的代谢或利用。

（3）需要量增加。未成熟儿、婴儿因生长发育迅速，维生素 B_{12} 的需要量相应增加，摄入不足时易患本病。严重感染时因维生素 B_{12} 的消耗量增加，若摄入量不足也可导致本病。

（4）药物作用。正常结肠内部分细菌能合成叶酸供给人体，长期应用广谱抗生素会抑制正常肠道菌群，从而减少叶酸的供应；长期使用抗叶酸代谢药物（如氨甲蝶呤、巯嘌呤等）会抑制叶酸代谢；长期服用抗癫痫药（如苯妥英钠、苯巴比妥、扑痫酮等）也可导致叶酸缺乏。

2. 发病机制

摄入体内的叶酸经叶酸还原酶的还原作用和维生素 B_{12} 的催化作用后变成四氢叶酸，后者是 DNA 合成过程中必需的辅酶。因此，维生素 B_{12} 和叶酸缺乏都可致四氢叶酸减少，进而引起 DNA 合成减少。幼稚红细胞内的 DNA 减少使红细胞的分裂和增殖时间延长，红细胞核发育落后于细胞质，而红细胞细胞质中血红蛋白合成不受影响，红细胞的细胞体变大，形成巨幼红细胞。由于红细胞的生成速度变慢，且这些异型红细胞在骨髓内容易遭受破坏，进入血液循环中的成熟红细胞寿命也较短，故造成贫血。粒细胞的细胞核也因 DNA 的合成不足导致成熟障碍，细胞体增大，因而出现巨大幼稚粒细胞和中性粒细胞分叶过多现象。

DNA 不足也可使骨髓中巨核细胞的细胞核发育障碍导致巨大血小板。

维生素 B_{12} 与神经髓鞘中脂蛋白的合成有关，能保持中枢和外周有髓鞘神经纤维的完整功能，缺乏时可致周围神经变性、脊髓亚急性联合变性和大脑损害，出现神经精神症状；维生素 B_{12} 缺乏还可使中性粒细胞和巨噬细胞吞噬细菌后的杀灭作用减弱。叶酸缺乏主要引起情感改变，偶有深感觉障碍，其机制尚不清楚。

（二）护理

1. 护理评估

（1）健康史。重点评估引起维生素 B_{12} 和叶酸缺乏的因素。

（2）身体状况。检查患儿是否存在以下表现，评估其严重程度。

①一般表现：患儿多呈虚胖体型，或伴轻度水肿，毛发稀疏发黄，严重病例可有皮肤出血点或瘀斑。

②贫血表现：多数是轻度或中度贫血，患儿主要表现为面色蜡黄，睑结膜、指甲、口唇等部位苍白，疲乏无力。贫血引起骨髓外造血反应，常有肝、脾、淋巴结肿大。

③神经精神症状：患儿可有烦躁不安、易怒等症状。维生素 B_{12} 缺乏者表情呆滞、嗜睡、反应迟钝、少哭不笑、智力和动作发育落后甚至倒退。患儿常出现不协调和不自主的动作，肢体、头部、舌或全身震颤，肌张力增强，腱反射亢进，踝阵挛阳性，浅反射消失，甚至出现抽搐。神经精神症状是本病患儿的特征性表现。

④消化系统症状：患儿有食欲缺乏、舌炎、舌下溃疡、腹泻等表现。

（3）辅助检查。本病患儿的辅助检查结果常存在以下特点。

①血常规：血常规结果呈大细胞性贫血，MCV、MCH 升高，MCHC 正常，可见巨大幼稚粒细胞和中性粒细胞分叶过多现象。红细胞数的减少比血红蛋白量的减少更明显，血涂片检查可见红细胞大小不等，以大细胞为多，可见巨幼变的有核红细胞。网织红细胞、白细胞、血小板计数常减少。

②骨髓象：骨髓象增生明显活跃，以红系增生为主，粒系、红系均出现巨幼变，表现为细胞体变大、核染色质粗而松、副染色质明显，显示细胞核的发育落后于细胞质。巨核细胞的核有过度分叶现象。

③血清维生素 B_{12} 和叶酸测定：血清维生素 B_{12} 含量小于 100 ng/L（正常值为 200 ~ 800 ng/L），血清叶酸含量小于 3 μg/L（正常值为 5 ~ 6 μg/L）。

（4）心理社会状况。家长缺乏对本病的认识，担心患儿所患疾病会对今后造成影响，出现焦虑、担忧，希望得到正确的指导。本病持续时间长，严重贫血会影响患儿的体格发育和心理行为的正常发展，患儿可能产生烦躁、焦虑或抑郁、自卑等心理改变，故应仔细评估，及早发现问题。

2. 护理诊断

（1）活动无耐力，与贫血致组织、器官缺氧有关。

（2）营养失调，与维生素 B_{12} 和（或）叶酸摄入不足、吸收不良等有关。

（3）生长发育改变，与营养不足、贫血及维生素 B_{12} 缺乏影响生长发育有关。

（4）潜在并发症，包括受伤、感染。

3. 护理措施

（1）注意休息与活动。根据患儿活动的耐受情况安排其休息与活动。一般不需卧床休息，严重贫血者适当限制活动，协助满足其日常生活所需。有烦躁、震颤者应限制活动，必要时遵医嘱用镇静剂。

（2）指导喂养和加强营养。

提倡母乳喂养，及时添加富含维生素 B_{12} 及叶酸的辅食。合理搭配食物，注意食物的色、香、味调配，以增进患儿食欲；养成良好的饮食习惯，以保证能量和营养素的摄入。贫血患儿食欲低下，对年幼儿要耐心喂养，少量多餐；对年长儿进行说服教育，鼓励进餐。严重震颤不能吞咽者可用鼻饲喂养。

（3）遵医嘱用药并观察疗效。一般采取肌内注射维生素 B_{12} 和口服叶酸治疗。单纯维生素 B_{12} 缺乏时，不宜加用叶酸治疗，以免加重神经精神症状。维生素 C 有助于叶酸的吸收，两餐同时服用可提高疗效。

一般用药 2～4 天后，患儿精神症状好转、食欲增加，随即网织红细胞上升，5～7 天达高峰，2 周后降至正常。2～6 周红细胞和血红蛋白恢复正常，但神经精神症状恢复较慢，少数患儿需经数月才完全恢复。在恢复期应加用铁剂，防止红细胞增加时出现缺铁。

（4）特殊患儿护理。对于体格、动作、智力发育落后，甚至出现倒退现象的患儿，应加强锻炼，耐心教育，逐渐训练坐、立、行等运动功能，并尽早给予药物治疗，以促进其体格、动作和智力的正常发育。

（5）防止发生并发症。

①防止受伤的护理：维生素 B_{12} 严重缺乏的患儿多有全身震颤、抽搐、感觉异常、共济失调等，应观察患儿病情进展情况，震颤严重者应按医嘱给予镇静剂。抽搐者可在上、下门齿之间垫缠有纱布的压舌板，以防咬破口唇、舌尖，并限制活动以防发生外伤。

②预防感染：对住院患儿施行保护性隔离。提供良好的生活环境，让患儿适当进行户外活动，按时预防接种。每天进行 2 次口腔护理，以防止口炎的发生，鼓励患儿多饮水，保持口腔清洁。为避免发生交叉感染，让患儿尽量少去公共场所。

4. 健康教育

向患儿及其家长介绍本病的发病原因、临床表现、治疗方法及预后，及早给予药物治疗和正确教养，可改善神经精神症状。指导家长为患儿提供愉快的生活环境，多给患儿触摸、拥抱、亲吻等爱抚动作，促进其心理行为的良性发展。

宣传婴儿喂养的方法及辅助食品添加的顺序、种类和方法，尤其应按时添加含维生素 B_{12}、叶酸丰富的辅食，如瘦肉、动物肝肾、海产品、蛋类、绿叶蔬菜、水果、谷类等。乳母也应多吃上述食物，若乳母长期素食，缺乏动物性食物，则乳汁中维生素 B_{12} 量极少，就会因不能满足婴儿生长需要而致婴儿发病。要耐心说服年长儿克服不良饮食习惯，必要时协助家长制订合适的食谱。

预防本病的要点是及时添加辅食、饮食多样化，特别要注意动物性食物的摄入，及时治疗影响维生素 B_{12} 和叶酸吸收、利用的胃肠道疾病等。

第三节　急性白血病

一、概述

白血病是造血系统的恶性增生性疾病。其特点为造血组织中某一血细胞系统过度增生，进入血流且浸润到各组织和器官，从而引起一系列临床表现。15 岁以下儿童发病率为 4/100000 左右，好发年龄为 10 岁以内。90% 以上病例为急性白血病，慢性白血病仅占 3% ~ 5%。

（一）病因与分型

白血病为克隆性疾病，即白血病的肿瘤细胞有自己的干细胞、祖细胞、前体细胞，呈无限增殖和分化阻滞，失去原有的正常功能。

1. 病因

本病病因较为复杂，可能为多种因素相互作用的结果。

（1）病毒感染。反转录病毒与人类 T 淋巴细胞白血病的发生有关。

（2）环境因素。电离辐射能引起白血病。儿童对电离辐射较为敏感，在曾经放射治疗胸腺肥大的儿童中，白血病发生率较正常儿童高 10 倍。妊娠妇女照射腹部后，其新生儿的白血病发病率比未经照射者高 17.4 倍。苯及其衍生物、氯霉素、保泰松和细胞毒性药物均可诱发急性白血病。

（3）遗传因素。白血病在家族中有多发的情况。此外，同卵孪生儿中一个患急性白血病，另一个患白血病的概率为 20%，比双卵孪生儿的发病率高 12 倍。以上现象均提示白血病的发生与遗传因素有关。

（4）免疫因素。长期焦虑、紧张、反复病毒感染，导致免疫功能紊乱，可能与白血病的发病有关。

2. 分类

白血病的分类对于诊断、治疗和提示预后都有一定意义，根据细胞分化程度分为急性和慢性两大类。急性白血病又分为急性淋巴细胞白血病（急淋）和急性非淋巴细胞白血病（急非淋），前者在儿童中的发病率较高，约占儿童白血病的 70%。

（二）临床表现

各型急性白血病的临床表现基本相同，任何年龄均可发病。表现为贫血、发热、出血，白血病细胞浸润所致肝、脾、淋巴结肿大及骨关节疼痛。起病大多较急，少数缓慢。早期症状有面色苍白、精神不振、乏力、食欲缺乏、鼻出血或牙龈出血等。随着病情发展，贫血和出血症状加重。肝、脾、淋巴结增大程度以急性淋巴细胞白血病较为显著。约 25% 患儿以长骨及肩、膝、腕、踝等关节疼痛为首发症状，常伴有胸骨压痛。白血病细胞侵犯脑实质和（或）脑膜时即引起中枢神经系统白血病，常见症状为颅内压增高，出现头痛、呕吐、嗜睡、视盘水肿等；浸润脑膜时，可出现脑膜刺激征。

（三）治疗要点

诱导治疗中，常用药物为泼尼松、柔红霉素、门冬酰胺酶、长春新碱。巩固治疗中，常用药物为环磷酰胺、阿糖胞苷、疏基嘌呤。此外，应注重预防中枢神经系统白血病。维持治疗的疗程多在 2 ~ 3 年。

二、护理

（一）针对疾病本身的护理

1. 休息

卧床休息，保持病室温度、湿度适宜，根据病情安排合适的作息时间，以活动后无症状为宜。长期卧床者，应常更换体位，预防压疮。

2. 预防感染

白血病患儿免疫功能减弱，化疗药物对骨髓抑制导致成熟中性粒细胞减少或缺乏，使免疫功能进一步下降。所以白血病患儿应与其他病人分室居住，粒细胞明显减少及免疫功能明显低下者，应置单人房间，有条件者置于超净单人病室、空气层流室和单人无菌层流床。普通病室或单人病室需定期进行紫外线照射。限制探视者的人数及次数。工作人员及探视者在接触患儿之前要认真洗手。保持患儿口腔清洁，进食前后用温开水或漱口液漱口。选用柔软牙刷刷牙，以免损伤口腔黏膜。每日沐浴 1 次，减少毛囊炎和皮肤疖肿发生。勤换衣裤，保持大便通畅，便后用温水或盐水清洁肛门，以防止肛周脓肿形成。

（二）应用化疗药物的护理

掌握化疗方案、给药途径，密切观察化疗药物的作用和毒性反应。鞘内注射时，药物浓度不宜过大，药液量不宜过多，应缓慢推入，术后需平卧 4 ~ 6 小时，防止不良反应。化疗药物静脉注射时，需确认静脉通畅后方能注入。某些药物被光照可引起分解，应用黑纸包裹或采用避光性输液器，以免药物分解。

（三）饮食护理

增加营养，注意饮食卫生。给予高蛋白、高维生素、高热量易消化的饮食。鼓励患儿多进食，增强机体的抗病能力。

（四）心理护理

让家长了解所用化疗药物的剂量、毒性以及可能出现的不良反应（如合并感染、出血、血尿、脱发等），了解定期化验检查（血象、骨髓象、肝功能、肾功能、脑脊液等）的必要性，以及患儿所处的治疗阶段。使患儿能积极接受治疗，使治疗方案有效进行。热情帮助、关心患儿，助其建立战胜疾病的信心。向家长及年长患儿介绍白血病有关知识，宣传儿童白血病的预后新进展，如急性淋巴细胞白血病完全缓解率达 95% 以上，5 年以上存活者达 70% 左右，部分患儿已获治愈。

（五）缓解后的护理

白血病完全缓解后，患儿体内仍残存着白血病细胞，还需坚持化疗。化疗间歇期可出院，按医嘱给药及休养。已持续完全缓解 1 ~ 2 年者，化疗间歇期可上学，但应监测治疗方案执行情况，并教给家长护理的技术。

（六）健康教育

鼓励患儿学习，注意锻炼，增强抗病能力，使患儿的疾病、心理均获得治疗。持续完全缓解停止化疗者，应嘱定期随访，以便及时发现复发征象。

第六章　循环系统疾病患儿的护理

第一节　儿童循环系统解剖生理特点

一、心脏的胚胎发育

（一）心管的形成

胚胎第 12～14 天，由中胚叶形成一个纵直管道（即原始心管），在遗传基因的作用下，心管逐渐扭曲生长，从下到上构成静脉窦（以后发育成上下腔静脉及冠状窦）、共同心房、共同心室、心球（以后形成心室的流出道）和动脉总干（以后分隔为主动脉和肺动脉），但此时心脏仍为单一的管道，由静脉窦流入的血液由动脉干流出。至胚胎第 3 周，由于心管和心包膜发育不平衡，心管扭曲成 "S" 形并形成收缩环，心房转至心室的后上方，心室向前向左旋转。

（二）心腔的形成

心脏在胚胎第 4 周开始有循环作用。心房和心室是共腔的，房和室的划分最早是在房室交界处的背、腹面各长出一个心内膜垫，最后两垫相接将心脏分为心房和心室。心房隔形成于胚胎第 3 周末，先是心房腔的前背部向心内膜垫长出一个镰状（半月形）组织，称为第一房间隔，其下缘向心内膜垫生长，在与心内膜垫会合之前形成暂时的孔道，称为第一房间孔（原发孔）。第一房间孔闭合前，第一房间隔上部发生筛孔状吸收，筛孔逐渐融合形成第二房间孔（继发孔），这样左右心房仍保持相通。至胚胎第 5～6 周，第一房间隔右上方又长出一个镰状组织，称为第二房间隔。此隔向心内膜垫延伸过程中，其游离缘留下一个孔道为卵圆孔。随着生长，两个房间隔逐渐接近并融合，第二房间孔被第二房间隔掩盖闭合，而第一房间隔成为卵圆孔的幕帘，阻止血液从左心房流入右心房，血流可由右侧推开幕帘流向左侧。胚胎发育过程中，若心内膜垫未能与第一房间隔完全接合，第一房间孔未闭，就形成原发孔缺损；若第一房间隔上部吸收过多，或第二房间隔发育不良，就形成继发孔缺损。临床上后者常见。在房间隔形成的同时，原始心室底壁向上生长的肌隔，将原始心室分为左右两部分，形成室间隔的肌部，所留未分隔部为室间孔。心内膜垫接合后向下生长与肌隔会合，将室间孔关闭，构成室间隔。室间隔与动脉总干及心球分化成主动脉与肺动脉时的中隔向下延伸，部分形成室间隔的膜部。胚胎发育过程中，若肌部发育不良，形成室间隔低位缺损；若膜部未长成，形成室间隔的高位缺损。第 5 周心房间隔形成，至第 8 周室间隔发育完成，形成四腔心。房室间隔形成过程中，二尖瓣及三尖瓣也在此时形成。

（三）腔静脉的形成和大血管的分隔

动脉总干被纵隔分开，形成主动脉和肺动脉，主动脉向左向后旋转与左心室相连，肺动脉向右向前旋转与右心室相连。胚胎发育过程中，若该纵隔发育障碍、分隔不均或扭转不全，可造成主动脉骑跨、肺动脉狭窄或大血管错位等畸形。

胎儿的原始心脏大约于胚胎第 2 周形成，在第 4 周开始心脏有循环作用，至第 8 周即发育形成四腔心脏。因此心脏胚胎发育的关键时期是妊娠第 2 ~ 8 周，胎儿在此期间如受到某些物理、化学和生物因素的影响，易产生心血管发育畸形，形成先天性心脏病。

二、胎儿血液循环特点及出生后血液循环的改变

（一）正常胎儿血液循环

由于气体交换部位的不同，胎儿循环与成人循环在许多方面有所不同。由于胎儿不存在有效的呼吸运动，故肺的循环血量很少，且卵圆孔和动脉导管开放，几乎左、右心都经主动脉向全身输送血液。胎儿通过脐血管和胎盘与母体之间以弥散方式进行气体交换和营养代谢，含氧量较高的动脉血经脐静脉进入胎儿体内，在肝脏下缘分流为两支：一支入肝脏与门静脉汇合后经肝静脉进入下腔静脉；另一支经静脉导管直接进入下腔静脉，与来自下半身的静脉血混合，流入右心房。来自下腔静脉的血液（以动脉血为主）进入右心房后，约 1/3 血量经卵圆孔流入左心房，再经左心室流入升主动脉，主要供应心脏、头部和上肢（上半身），剩余血量流入右心室。从上腔静脉回流的来自上半身的静脉血，进入右心房后，绝大部分流入右心室，再转入肺动脉。由于胎儿的肺无呼吸功能，肺血管阻力高，故肺动脉的血只有少量流入肺，大部分的血液经动脉导管流入降主动脉，与来自升主动脉的血汇合，供应腹腔器官和下肢（下半身），最后血液经脐动脉回到胎盘，再次进行气体和营养交换。

正常胎儿血液循环具有以下特点：①胎儿通过脐血管和胎盘与母体连接，以弥散方式进行营养、代谢产物和气体交换；②左、右心室都向全身供血，由于肺无呼吸功能，处于压缩状态，故只有体循环而无有效的肺循环；③静脉导管、卵圆孔、动脉导管是胎儿血液循环的特殊通道，都正常开放；④除脐静脉是动脉血外，其他都是混合血，其中肝脏血含氧最丰富，心、脑和上肢次之，腹腔器官和下肢最低。

（二）出生后血液循环的改变

出生后血液循环的主要改变是胎盘血液循环停止而肺循环建立，血液的气体交换部位

由胎盘转移至肺。

1. 肺循环阻力下降

出生后脐血管剪断结扎，胎盘血液循环停止。呼吸建立，肺泡扩张，肺循环压力下降，肺开始进行气体交换。由于肺泡扩张和氧分压增加，肺小动脉管壁肌层逐渐退化，管壁变薄、扩张，肺循环压力降低，肺血流量明显增多。脐血管在血流停止后 6 ~ 8 周完全闭锁，形成韧带，脐动脉变成膀胱韧带，脐静脉变成肝圆韧带。

2. 卵圆孔关闭

随着呼吸建立，从右心室经肺动脉流入肺的血液增多，肺膨胀后肺血流量明显增多，由肺静脉回流到左心房的血液增多，使左心房压力增高。当左心房压力超过右心房时，卵圆孔则发生功能上的关闭。出生后 5 ~ 7 个月时，卵圆孔大多形成解剖上的闭合，15% ~ 20% 的人可保留卵圆孔，但无左向右分流。

3. 动脉导管关闭

自主呼吸使体循环血氧饱和度增高，直接促使动脉导管壁平滑肌收缩，前列腺素 E 浓度（维持胎儿动脉导管开放的重要因素）下降，流经导管的血流量减少直至最终停止，形成功能性关闭。80% 的婴儿于出生后 3 ~ 4 个月，95% 的婴儿于 1 岁内形成解剖上的闭合，动脉导管形成动脉韧带。如果动脉导管持续未闭则考虑有畸形存在。

三、正常各年龄期儿童心脏、血管、心率、血压的特点

（一）心脏特点

1. 心脏重量

新生儿心脏重 20 ~ 25 g，占体重的 0.8%；1 ~ 2 岁达 60 g，占体重的 0.5%。心脏重量占体重的比值随年龄的增长而下降。胎儿期右心室负荷较左心室大，出生时两侧心室壁厚度比为 1 : 1，各为 4 ~ 5 mm。随着儿童的生长发育，体循环量日趋上升，左心室负荷明显增加，而肺循环阻力在出生后明显下降，左、右心室增长不平衡，以左心室壁增厚较快。

2. 心脏容积

儿童心脏容积相比成人大，粗略估计心脏大小最常用的方法是胸片的心胸比率（心脏最大横径与右膈最高点水平胸廓内径之比）。一般年长儿应小于 50%，婴幼儿小于 55%。儿童心脏容积出生时为 20 ~ 22 mL，1 岁时达出生时的 2 倍，2 岁半时增至 3 倍，7 岁时增至 5 倍，为 100 ~ 120 mL。其后增长缓慢，18 ~ 20 岁时为 240 ~ 250 mL。

3. 心脏位置

儿童心脏在胸腔中的位置随年龄而改变。新生儿和不到 2 岁婴幼儿的心脏多呈横位，心尖搏动位于左侧第 4 肋间锁骨中线外侧 1.0 ~ 2.0 cm，心尖部主要为右心室。随着儿童的站立行走，肺及胸部的发育和横膈的下降等，以后心脏逐渐转为斜位，3 ~ 7 岁心尖冲动位

于左侧第 5 肋间锁骨中线处，7 岁以后心尖位置逐渐移到锁骨中线以内 0.5 ~ 1.0 cm，心尖部主要为左心室。正常心尖冲动范围不超过 3 cm，若心尖冲动强烈、范围扩大，提示心室肥大；心尖冲动减弱则见于心包积液、心肌收缩力减弱等。

儿童心脏在婴幼儿期为球形、圆锥形或椭圆形，6 岁以后的心脏形状接近于成人。

（二）血管特点

新生儿动脉与静脉内径之比为 1：1，而成人则为 1：2。另外，婴儿期肺、肾、肠道及皮肤的微血管口径较成人粗大，血液供给比成人好，有利于这些器官的新陈代谢和发育。

（三）心率特点

儿童新陈代谢旺盛，交感神经兴奋性较高，身体组织需要更多的血液供给，但心脏每次搏出量有限，只有通过增加搏动次数来满足需要，所以儿童年龄越小，心率较快。随着儿童年龄的增长，心率逐渐减慢，新生儿平均 120 ~ 140 次 / 分，1 岁以内 110 ~ 130 次 / 分，2 ~ 3 岁 100 ~ 120 次 / 分，4 ~ 7 岁 80 ~ 100 次 / 分，8 ~ 14 岁 70 ~ 90 次 / 分。进食、活动、哭闹和发热等因素可影响儿童心率，故应在儿童安静或睡眠时测量心率和脉搏，每次至少测量 1 分钟。一般体温每升高 1 ℃，心率增加 10 ~ 15 次 / 分。入睡时脉搏减少 10 ~ 12 次 / 分。凡是心率或脉搏显著增快，且排除影响因素后仍不减慢者，应怀疑有器质性心脏病。

（四）血压特点

动脉血压的高低主要取决于心排血量和外周血管阻力。因儿童心排血量较少，动脉管壁的弹性较好和血管口径相对较粗，故血压偏低，但随着年龄增长血压逐渐升高。新生儿收缩压平均 60 ~ 70 mmHg（8.0 ~ 9.3 kPa），1 岁时 70 ~ 80 mmHg（9.3 ~ 10.7 kPa），2 岁后可按如下公式估计：

收缩压（mmHg）＝年龄 ×2+80，或收缩压（kPa）＝年龄 ×0.26+10.7

舒张压通常为收缩压的 2/3。收缩压高于或低于此标准 20mmHg（2.7 kPa）为高血压或低血压。正常情况下，下肢的血压比上肢约高 20 mmHg（2.7 kPa）。为儿童测量血压时应选择袖带宽度为上臂长度的 1/2 ~ 2/3，袖带宽度为 7 ~ 8 cm 的血压计，以免影响测量结果的准确性。

第二节　先天性心脏病

一、概述

先天性心脏病是儿童最常见的心脏病，发病率为活产婴儿的 7% ~ 8%。而在早产儿中的发生率为成熟儿的 2~3 倍。

（一）病因

在胎儿发育阶段任何因素影响了心脏胚胎发育，使心脏某一部分发育停顿或异常，都可造成先天性心脏病。内在因素主要与遗传有关，如唐氏综合征常合并有心内膜垫缺损、房间隔缺损、室间隔缺损、动脉导管未闭、性染色体异常；特纳综合征常合并有主动脉狭窄。外来因素中较为重要的为宫内感染，其他如孕妇缺乏维生素 A 与叶酸、维生素 D 摄入过多、接触大剂量放射线、受药物影响（抗癌药、沙利度胺、锂盐等）、患有代谢性疾病（糖尿病、高钙血症等）或能造成宫内缺氧的慢性病等。此外高龄产妇和孕妇抽烟、喝酒也常可导致胎儿先天性心脏病。

（二）分类

1. 左向右分流型（潜伏青紫型）

一般情况下，由于体循环压力高于肺循环，故平时血液从左向右分流而不出现青紫。当剧烈哭闹、屏气或任何病理情况致使肺动脉或右心室压力增高并超过左心压力时，则可使血液自右向左分流而出现暂时性的青紫。常见疾病有室间隔缺损、动脉导管未闭和房间隔缺损等。这 3 种疾病占先天性心脏病的 30%~45%。

2. 右向左分流型（青紫型）

某些原因（如右心室流出道狭窄）致使右心压力增高并超过左心，使血流经常从右向左分流时，或因大动脉起源异常，使大量静脉血流入体循环，均可出现持续性青紫。此型常见的疾病有法洛四联症、大动脉错位、三尖瓣闭锁、艾森门格综合征等。

3. 无分流型（无青紫型）

无分流型即心脏左、右两侧或动、静脉之间无异常通路或分流，如肺动脉狭窄和主动脉缩窄等。

（三）临床表现

常见的先天性心脏病是室间隔缺损、房间隔缺损、动脉导管未闭、肺动脉狭窄、法洛四联症等。

（四）治疗

1. 房间隔缺损

近年有报道，房间隔缺损 < 0.6 cm 的患儿，4 岁前的自然闭合率达 60%，因此，这部分患儿暂不需要手术。其他患儿均应进行手术修补缺损，手术年龄以儿童期为宜。可在体外循环心内直视下将缺损部位缝合，缺损大者需用涤纶片缝补，亦可通过介入性心导管用扣式双盘堵塞装置、蘑菇伞关闭缺损。

2. 室间隔缺损

血流动力学没有明显改变时无须特别治疗，但应定期随访。中型以上缺损需用洋地黄和利尿剂控制病情直至手术修补。因大型缺损在半年以内发生难以控制的充血性心力衰竭和反复罹患肺炎、生长缓慢者应予以手术治疗。较大缺损者宜在 3 ~ 6 岁时手术，若肺动脉压持续升高、大于体循环压的 1/2，则 2 岁时即需手术治疗。手术时需在体外循环心内直视下直接缝合或者利用补缀物如涤纶片修补。如手术危险性高，可采取姑息疗法，即肺动脉束带术以减少进入肺部的血流，此手术不需体外循环。

3. 动脉导管未闭

本病学龄前采取手术结扎动脉导管或切断动脉导管缝扎即可治愈，手术简单，任何年龄都可进行。先天性甲状腺功能不全可影响动脉导管的关闭，这类患儿一般手术前需先给予甲状腺激素。早产儿可于出生后 1 周内给予前列腺素合成酶抑制剂吲哚美辛，以诱导导管自然闭合。近年来另有采用微型弹簧伞堵塞动脉导管以达到闭合目的的报道。

4. 肺动脉狭窄

轻度狭窄者不需治疗仍可正常生活。严重狭窄致右心室肥厚加重时，应及时手术切开瓣膜，或者将右心室流出道过厚的心肌切除，以免发生心力衰竭。瓣膜狭窄型者亦可使用球囊导管扩张狭窄的肺动脉以达到治疗目的。

5. 法洛四联症

手术是唯一的治疗方法，根治手术的最佳年龄为 1 ~ 4 岁。手术在体外循环下直视心内进行，切除流出道肥厚部分，修补室间隔缺损，矫正肺动脉狭窄，纠正主动脉右跨。如在 4 岁前出现昏厥，则宜行姑息分流术，如锁骨下动脉肺动脉吻合术（在右或左锁骨下动脉与同侧肺动脉之间做一吻合缝合，适用于年龄较大的患儿），以增加肺血流量，提高血氧浓度。缺氧急性发作时，轻者置膝胸位即可缓解，严重者需给予吗啡 0.1 ~ 0.2 mg/kg，并及时吸氧和纠正酸中毒，此外可口服普萘洛尔，以预防发作。

二、护理

（一）护理评估

1. 健康史

注意患儿生长发育的情况，对活动的耐受力，观察婴儿进食情况和儿童游戏时的情况。

2. 身体状况

观察患儿皮肤黏膜颜色（嘴唇黏膜和甲床为观察发绀情况的理想部位），记录发绀的部位、持续时间和缓解情况，有无胸廓畸形，有无杵状指（特别是大拇指，指端扁平而肥厚）。观察患儿呼吸情况，有无呼吸急促、鼻翼扇动、胸部凹陷、干湿啰音。听诊患儿心脏杂音的位置、时间、性质和程度（注意是否出现新的杂音）。记录脉搏的强弱。了解 X 线、心电图、超声心动图和心导管等检查的结果。

3. 心理社会状况

评估患儿是否因患先天性心脏病生长发育落后，导致正常活动、游戏、学习受到不同程度的限制和影响而出现抑郁、焦虑、自卑、恐惧等心理。了解家长是否因本病的检查、治疗和预后而出现焦虑和恐惧等。

（二）护理诊断

1. 患儿方面

（1）活动无耐力，与先天性心脏病体循环血量减少或血氧饱和度下降有关。

（2）营养失调，与喂养困难及体循环血量减少，组织灌注不足有关。

（3）生长发育障碍，与营养失调有关。

（4）有感染的风险，与肺血流增加及心内缺损易致心内膜损伤有关。

（5）恐惧，与疾病本身有关。

（6）潜在并发症，包括心力衰竭、感染性心内膜炎、脑血栓。

2. 家长方面

（1）缺乏疾病相关知识。

（2）焦虑，与担心患儿预后，经济压力有关。

（三）护理目标

1. 患儿方面

活动量适当，活动耐力增加。

保证营养摄入，患儿身高、体重接近正常儿童。

不发生肺部感染，或有肺部感染时得到及时有效的治疗。

不发生并发症，或并发症能被及时发现和适当处理。

获得心理支持，情绪稳定，积极配合治疗。

2. 家长方面

能够合理安排患儿的饮食及休息。

为患儿提供良好的生活环境，预防及控制感染。

能观察患儿疾病的症状及并发症的症状。

能说出使用的药物及其不良反应。

患儿在医院外发生缺氧、肺水肿或心跳暂停时，能够做紧急处理。

以正确的态度对待患儿，即不过度保护和放纵，也不拒绝患儿的合理要求。

（四）护理措施

1. 患儿方面

（1）密切观察生命体征。监测出入量，婴儿应记尿布重量，如果出量减少应及时通知医生，每天测量体重。

（2）保证足够的营养和水分摄取。供给充足的蛋白质和维生素等；患儿喂养困难者要缓慢喂食，宜少量多餐，避免呛咳和加重呼吸困难；了解患儿喜爱的食物，与营养师共同计划饮食；心功能不全时有水钠潴留者遵医嘱给予无盐或低盐饮食；观察患儿进食情况，如发生呕吐要记录呕吐物的色、质、量，并了解呕吐与喂食及给药之间的关系。

（3）预防感染。注意保护性隔离；注意患儿体温变化，按气温改变及时加减衣服以免受凉；冬、春季节呼吸道传染疾病流行时，室内每天紫外线消毒2次，每次30分钟，定期开窗通风；检查患儿是否如期进行预防接种；严格执行洗手，并且教会患儿洗手的方法；注意患儿是否存在腹泻等症状；在牙科手术前，应给予患儿抗生素以预防感染性心内膜炎的发生；一旦发生感染积极治疗。

（4）预防呼吸窘迫。观察呼吸次数、呼吸时肋间是否凹陷，有无出现鼻翼扇动及啰音，观察发绀情况。必要时遵医嘱给予气管插管和机械通气。

（5）预防缺氧。观察呼吸、发绀、心率情况，观察是否出现昏厥、抽搐。了解缺氧出现的时间：活动时、哭闹时、进餐时还是排泄时（或之后）。发生缺氧应将患儿置于膝胸卧位，遵医嘱给予吸氧，应用吗啡及普萘洛尔治疗，必要时给予静脉输液。鼓励患儿进食富含纤维素的食品，必要时给予缓泻剂以防便秘。

（6）注意休息，安排合理的生活作息。根据患儿病情安排活动量，提供有限制的活动条件，向较大患儿解释休息的重要性；预防哭闹，在婴儿饥饿时及时喂养；创造安静、舒适的休息环境，室内光线柔和，减少外界的刺激；护理活动做到"四轻"（走路轻、说话轻、操作轻、开关门轻），尽量集中安排护理活动以保证患儿得到充足的休息，避免不必要的活动（如经常性的全身沐浴及更衣）。

（7）消除紧张心理。经常向患儿解释护理操作的原因。

2. 家长方面

（1）指导家长掌握先天性心脏病的日常护理。

（2）向家长解释药名、剂量、用法与不良反应。

（3）教会家长观察患儿的症状和发生缺氧、肺水肿及心跳暂停时的紧急处理方法。

（4）培养患儿合理的生活习惯，预防及控制患儿的感染，定期随访。

（5）鼓励父母及其他人尽可能以正常的态度对待患儿。

第三节　病毒性心肌炎

一、概述

病毒性心肌炎是指病毒侵犯心肌引起的心肌细胞变性、坏死和间质炎症，部分病例可伴有心包炎和心内膜炎。本病临床表现轻重不一，轻者预后大多良好，重者可发生心力衰竭、心源性休克，甚至猝死。病毒性心肌炎患儿如能及时确诊、正确治疗和精心护理，1周后症状基本可消失。

（一）病因及发病机制

引起心肌炎的病毒主要有柯萨奇病毒（A组和B组）、埃可病毒、脊髓灰质炎病毒、腺病毒、传染性肝炎病毒、流感和副流感病毒、麻疹病毒、单纯疱疹病毒以及流行性腮腺炎病毒等。轮状病毒是导致婴幼儿秋季腹泻的病原体，也可引起心肌的损害。

本病的发病机制尚不完全清楚。据目前研究，病毒性心肌炎的发病机制涉及病毒对被感染心肌细胞的直接损害和病毒触发人体自身免疫反应而引起心肌损害。

（二）病理生理

病变分布可为局灶性、散在性或弥漫性，多以心肌间质组织和附近血管周围单核细胞、淋巴细胞和中性粒细胞浸润为主，少数以心肌变性为主，包括肿胀、断裂、溶解和坏死等变化。慢性病例多有心脏扩大、心肌间质炎症浸润和心肌纤维化形成瘢痕组织。病变侵犯心包可有浆液渗出，个别发生粘连，侵犯心内膜可引起瓣膜狭窄和关闭不全。病变还可波及传导系统，甚至导致终身心律失常。

（三）临床表现

1. 症状

（1）前驱症状。在起病前数日或1~3周患儿多有上呼吸道或肠道等前驱病毒感染史，常伴有发热、全身不适、咽痛、肌肉痛、腹痛、腹泻和皮疹等症状。

（2）心肌炎表现。轻症患儿可无自觉症状，仅体检时发现心动过速、期前收缩等心电图的异常。一般病例患儿表现为精神萎靡、疲乏无力、多汗、食欲减退、恶心、呕吐、腹痛、气促、心悸和心前区不适或胸痛。重症患儿可出现水肿、活动受限、气急等心功能不全的症状。危重病例可发生心源性休克、急性心力衰竭、严重心律失常，甚至猝死。

2. 体征

心脏大小正常或扩大，第一心音低钝，出现奔马律，安静时心动过速，伴心包炎者可闻及心包摩擦音。严重时发展为充血性心力衰竭，心脏明显扩大，肺部闻及湿啰音，肝、脾大，出现呼吸衰竭或发绀，或突然发生心源性休克，脉搏细速，血压下降。

（四）临床分期

本病根据病程长短，临床可分为三期。

1. 急性期

新发病，阳性症状及体征明显且多变，一般病程在半年以内。

2. 迁延期

临床症状反复出现，客观检查指标异常迁延不愈，病程多在半年至 1 年。

3. 慢性期

进行性心脏增大，反复心力衰竭或心律失常，病情时轻时重，病程在 1 年以上。

（五）辅助检查

1. 实验室检查

（1）血常规及红细胞沉降率。急性期白细胞总数轻度增高，以中性粒细胞为主；部分病例红细胞沉降率轻度或中度增高。

（2）血清心肌酶谱测定。病程早期血清肌酸激酶（CK）及其同工酶（CK-MB）、乳酸脱氢酶（LDH）及其同工酶（LDH_1）、谷草转氨酶（AST）均增高。心肌肌钙蛋白 T（cTnT）升高具有高度的特异性。恢复期检测血清中相应抗体，多有抗心肌抗体增高。

（3）病毒分离。疾病早期可从咽拭子、粪便、血液、心包积液或心肌中分离出病毒，但阳性率低。

（4）聚合酶链反应（PCR）

在疾病早期可通过 PCR 技术检测出病毒核酸。

2. X 线检查

透视下心脏搏动减弱，胸片示心影正常或增大，合并大量心包积液时心影显著增大呈烧瓶状。心功能不全时肺部呈淤血表现。

（六）治疗要点

病毒性心肌炎为自限性疾病，目前尚无特效治疗，以减轻心脏负荷、改善心肌代谢及心功能、促进心肌修复为原则。

1. 休息

一般应休息至症状消除后 3~4 周；心脏扩大者，休息应不少于 6 个月。在恢复期应限制活动至少 3 个月。

2. 保护心肌药物

（1）大量维生素 C 和能量合剂。维生素 C 是一种较强的抗氧化剂，有清除自由基的作用，可保护心肌、改善心肌功能，对心肌炎有一定疗效。开始时需大剂量维生素 C 加入葡萄糖液静脉滴注，1 次 / 日，疗程为 3 ~ 4 周。能量合剂有加强心肌营养、改善心肌功能的作用。

（2）1, 6- 二磷酸果糖（FDP）。可改善心肌细胞代谢，增加心肌能量，并可抑制中性粒细胞生成自由基，疗程 1 ~ 3 周。

（3）泛醌（辅酶 Q10）。对受病毒感染的心肌有保护作用，持续应用 2 ~ 3 个月。

（4）芪冬颐心口服液。主要成分有黄芪、麦冬、金银花、龟甲等。它对柯萨奇病毒有明显的抑制作用，能增强心肌收缩力和改善心肌供血。

3. 肾上腺皮质激素

有改善心肌功能、减轻心肌炎症反应和抗休克作用。一般病程早期和轻症者不用，多用于急重病例。常用泼尼松口服，对于急症抢救病例可采用地塞米松或氢化可的松静脉滴注。

4. 丙种球蛋白

可调节免疫功能，减轻心肌细胞损害，用于重症病例。

5. 控制心力衰竭的药物

应用有效剂量 2/3 的强心药（因心肌炎时对机体洋地黄制剂较敏感而易中毒，故剂量应偏小）如地高辛或毛花苷 C，血管活性药物如多巴胺、异丙肾上腺素和间羟胺等，加强心肌收缩、维持血压和改善微循环，以控制心力衰竭或救治心源性休克。重症患儿加用利尿剂时，应注意维持电解质平衡，以免引起心律失常。

二、护理

（一）护理诊断

1. 活动无耐力

与心肌收缩力下降，组织供氧不足有关。

2. 潜在并发症

心律失常、心力衰竭、心源性休克等。

（二）护理措施

1. 休息，减轻心脏负担

急性期卧床休息至体温稳定后 3 ~ 4 周，心脏大小基本恢复正常时逐渐增加活动量。恢复期继续限制活动量，一般总休息时间不少于 6 个月。重症患儿心脏扩大者及有心力衰竭者，应延长卧床时间，待心力衰竭得到控制且心脏情况好转后再逐渐开始活动。

2. 饮食护理

给予高热量、高蛋白、高维生素、清淡易消化、营养丰富的饮食，少量多餐，多食新鲜蔬菜及水果（含维生素 C），但不要暴饮暴食，以免胃肠道负担过重。

3. 用药护理

遵医嘱给予营养心肌药物，向患儿及家长讲明药物治疗的重要性，嘱患儿按时服药，坚持服药，不能自觉症状好转就认为疾病痊愈而放松治疗，否则会使疾病复发。

4. 保持情绪稳定

避免患儿情绪紧张及激动。

5. 保护性隔离

应积极预防各种感染，避免去人多的公共场所，防止各种感染的发生。

（三）观察病情

密切观察和记录患儿精神状态、面色、心率、心律、呼吸、体温和血压变化等。有明显心律失常者应进行连续心电监护，发现多源性期前收缩、频发室性期前收缩、高度或完全性房室传导阻滞、心动过速、心动过缓时应立即报告医生，采取紧急处理措施。

患儿胸闷、气促、心悸时应休息，必要时给予吸氧；烦躁不安者可遵医嘱给予镇静剂。有心力衰竭时置患儿于半卧位，尽量保持其安静，静脉给药时点滴速度不宜过快，以免加重心脏负担。使用洋地黄时剂量宜偏小，注意观察有无心率过慢，有无出现新的心律失常和恶心、呕吐等消化系统症状，如有上述症状应暂停用药并及时报告医生进行处理，避免洋地黄中毒。

因心源性休克使用血管活性药物和扩张血管药时，应准确控制滴速，最好能使用输液泵，以免血压波动过大。

（四）健康指导

嘱咐患儿出院后 1 个月、3 个月、6 个月、1 年到医院复诊。

对患儿及家长介绍本病的治疗过程和预后，减少患儿和家长的焦虑和恐惧心理。

强调休息对心肌炎恢复的重要性，使患儿能自觉配合治疗。

告知家属预防呼吸道感染和消化道感染的常识，疾病流行期间应尽量避免去公共场所。

带抗心律失常药物出院的患儿，应让患儿和家长了解药物的名称、剂量、用药方法及不良反应。

第七章　传染性疾病患儿的护理

第一节　麻疹和水痘

一、麻疹患儿的护理

（一）概述

1. 概念

麻疹是麻疹病毒引起的一种急性出疹性呼吸道传染病。临床上以发热、上呼吸道炎症、结膜炎、颊黏膜上有麻疹黏膜斑和全身出现红色斑丘疹及疹退后遗留色素沉着伴糠麸样脱屑为特征。本病传染性强，易并发肺炎。患者病后有较持久的免疫力。通常 6 个月至 5 岁儿童发病率最高。我国自 1965 年开始普种麻疹减毒活疫苗后，已控制了其流行。

2. 发病机制

麻疹病毒由患者的飞沫接触易感者的鼻咽部、呼吸道或眼结膜进入人体，在局部病灶黏膜细胞中迅速复制繁殖 1~2 天后入血，形成第一次病毒血症。3~7 天后，大量繁殖的病毒再次释放入血，形成第二次病毒血症，致全身各组织器官广泛性损害而出现高热、皮疹等一系列临床症状。

3. 治疗原则

本病无特效疗法，治疗原则是对症处理、预防感染和加强护理，减少并发症。

（二）护理

1. 护理评估

（1）流行病学。麻疹病毒属副黏病毒，只有一个血清型。不耐热，对日光和一般的消毒剂敏感，但耐低温，在低温环境下能长期保存。

麻疹患者为本病唯一传染源，一般患者自出疹前 5 天至出疹后 5 天均有传染性。如合并有肺炎，传染期可延长至出疹后 10 天。隐性感染者的传染性不大。未患过麻疹，也未接种麻疹疫苗者均为易感者。本病传染性极强，主要通过呼吸道飞沫传播，密切接触者可经污染病毒的手传播。好发于 6 个月到 5 岁的儿童，冬春季发病率较高，患者病后多可获得终身免疫。目前发病者在未接种疫苗的学龄前儿童、免疫失败的十几岁儿童和青年人中多见，甚至可形成社区内的流行。应对患儿的预防接种情况、传染源接触情况等详加了解。

（2）身体状况。典型麻疹分为4期。应根据病程各期特点，仔细评估患儿的症状。

①潜伏期：一般为6~18天，平均为10天。在潜伏期内可有低热、全身不适。

②前驱期：前驱期也称出疹前期，一般为3~4天。主要表现有发热、咳嗽、流涕、流泪、咽部充血等症状，类似上呼吸道感染，但眼部症状突出是本病特点，结膜发炎、眼睑水肿、眼泪增多、畏光、下眼睑边缘有一条明显充血横线。在出疹前1~2天在下臼齿相对的颊黏膜上出现直径约1.0 mm灰白色小点，外有红色晕圈，出疹后1~2天迅速消失，此为麻疹黏膜斑，为本病早期特征，是早期诊断麻疹的有力依据。

③出疹期：一般为3~5天。多在发热后3~4天出现皮疹，出疹时体温继续升高，体温可突然升高至40.5 ℃。呼吸道症状和全身毒血症状逐渐加重并达到高峰。皮疹始见于耳后发际、颈部、沿着发际边缘渐延及面部、躯干及四肢，最后到手掌、足底，为红色斑丘疹，压之褪色，疹间皮肤正常。严重者皮疹融合，呈暗红色。皮肤水肿，面部水肿变形。此期肺部可闻及湿性啰音，易并发肺炎、喉炎等。

④恢复期：皮疹出齐后开始按出疹顺序消退，皮肤有糠麸状脱屑及棕色色素沉着。若无并发症，患者食欲、精神等也随之好转，经1~2周痊愈。

麻疹最常见的并发症是肺炎，也是患儿死亡的主要原因，其次为心肌炎、喉炎、脑炎、维生素A缺乏等。此外，麻疹可导致原有结核病的恶化。

（3）辅助检查。患儿的辅助检查结果具有以下特点。

①血常规：白细胞总数及中性粒细胞减少，淋巴细胞相对增多。

②病原体检查：从呼吸道分泌物中分离出麻疹病毒可做出特异性诊断。

③血清学检查：用酶联免疫吸附试验或免疫荧光技术检测患者血清抗麻疹IgM，以血凝抑制试验、中和试验、补体结合试验检测麻疹抗体IgG，急性期和恢复期呈阳性，均有诊断价值。

2. 护理诊断

（1）体温过高，与病毒感染有关。

（2）皮肤完整性受损，与皮疹、麻疹黏膜斑有关。

（3）营养失调，与食欲下降、高热消耗增多有关。

（4）潜在并发症，包括肺炎、喉炎、脑炎等。

（5）传染风险，与呼吸道排出病毒有关。

3. 护理目标

患儿体温恢复正常。

患儿不发生皮肤完整性受损。

患儿能获得足够的营养。

患儿无并发症发生。

对患儿采取呼吸道隔离至出疹后 5 天，若并发肺炎隔离至出疹后 10 天。

4. 护理措施

（1）高热的护理。绝对卧床休息至皮疹消退、体温正常。室内宜空气新鲜，每日通风 2 次（避免患儿直接吹风以防受凉），保持室温于 18～22 ℃，湿度 50%～60%。衣被穿盖适宜，忌捂汗，出汗后及时更换衣被。监测体温，观察热型。高热患儿可用小量退热剂，忌用乙醇浴、冷敷，以免影响透疹，导致并发症。

（2）皮肤黏膜的护理。及时评估透疹情况。保持床单整洁干燥与皮肤清洁，在保温情况下，每日用温水擦浴更衣 1 次（忌用肥皂），腹泻患儿应注意臀部清洁。勤剪指甲，防止抓伤皮肤继发感染。如透疹不畅，可用鲜芫荽煎水服用并抹身，以促进血循环和透疹，注意防止烫伤。加强五官的护理，室内光线宜柔和，常用生理盐水清洗双眼，再滴入抗生素眼液或涂抹眼膏，可加服维生素 A 预防眼干燥症。防止呕吐物或泪水流入外耳道导致中耳炎。及时清除鼻痂，翻身拍背助痰排出，保持呼吸道通畅。加强口腔护理，多喂水，可用生理盐水或者朵贝氏液含漱。

（3）饮食护理。发热期间给予清淡易消化的流质或半流质饮食，如牛奶、豆浆、蒸蛋等，常更换食物品种并做到少量多餐，以增进食欲利于消化。多喂开水及热汤，利于排毒、退热、透疹。恢复期应添加高蛋白、高维生素的食物。指导家长做好饮食护理。

（4）病情观察。麻疹并发症多且重，为及早发现，应密切观察病情。出疹期如透疹不畅、疹色暗紫、持续高热、咳嗽加剧、鼻扇喘憋、发绀、肺部啰音增多，为并发肺炎的表现，重症肺炎可致心力衰竭。患儿出现频咳、声嘶，甚至哮吼样咳嗽、吸气性呼吸困难、三凹征，为并发喉炎表现。患儿出现嗜睡、惊厥、昏迷为脑炎表现。若发现上述病情，立即报告医生并予以相应护理。

（5）预防感染的传播。对患儿采取呼吸道隔离至出疹后 5 天，有并发症者延至出疹后 10 天。接触过患者的易感儿隔离观察 3 周。病室通风换气进行空气消毒，患儿衣被及玩具暴晒 2 小时，减少不必要的探视。易感儿接触麻疹患者 5 天内，立即注射免疫球蛋白。预防麻疹的关键是为易感者接种麻疹减毒活疫苗，以提高其免疫力。

5. 健康教育

向家长介绍麻疹的流行特点、病程、隔离时间、早期症状、并发症和预后，使其积极配合治疗。患儿无并发症时可在家治疗护理。医务人员指导家长做好相关护理。

6. 护理评价

评价患儿体温是否恢复正常，皮肤是否完全恢复正常；患儿能否获得足够的营养；患儿是否无并发症发生；家长是否能按指导方法护理患儿。

二、水痘患儿的护理

（一）概述

1. 概念

水痘是由水痘－带状疱疹病毒感染引起的急性传染病。临床以皮肤黏膜分批出现和同时存在斑丘疹、水疱和结痂为特点。本病为自限性疾病，病后可获得终身免疫，也可在多年后感染复发而出现带状疱疹。冬春两季多发，传染性强，接触或飞沫均可传染。易感儿发病率可达95%以上，学龄前儿童多见。

2. 发病机制

病毒先在鼻咽部繁殖，然后侵入血液，并向全身扩散，故病毒血症是全身症状和皮肤黏膜发疹的基础。主要损害部位在皮肤，皮疹分批出现与间歇性病毒血症有关。随后出现特异性免疫反应，病毒血症消失，症状缓解。当免疫功能低下时易发生严重的全身播散性水痘。有的病例病变可累及内脏。

3. 治疗原则

主要是对症处理，患者应隔离。一般不需用药，加强护理即可。对免疫功能受损或应用免疫抑制剂治疗的患儿，应及早使用抗病毒药物，以减轻症状和缩短病程。忌用肾上腺皮质激素。

（二）护理

1. 护理评估

（1）病原学流行病学。水痘－带状疱疹病毒属疱疹病毒科，为DNA病毒，呈球形，仅一个血清型，存在于呼吸道、血液及疱疹液中。它在外界生存力弱，且在痂皮中不能存活。病毒具有潜伏性，原发感染（水痘）后可长期潜伏在三叉神经节或脊髓后根神经节内，少数人成年后，机体抵抗力下降时，病毒再次被激活，可引起带状疱疹。

水痘患者为主要传染源，自水痘出疹前1～2天至疱疹干燥结痂时，均有传染性。易感儿童接触带状疱疹患者，也可发生水痘，但少见。本病主要通过飞沫和直接接触传播。人群普遍易感，但学龄前儿童发病最多。幼儿园、小学等幼儿集体机构易发生流行。应对患儿的生活环境和传染源接触史详加了解。

（2）身体状况。应仔细评估患儿的症状。

①典型水痘：皮疹出现前24小时可呈现前驱症状，如低热、不适、厌食等，亦可见猩红热样或麻疹样前驱疹，但很快消失。幼儿常无前驱期。分批出现红色斑疹或斑丘疹，迅速发展为清亮、卵圆型、泪滴状小水疱，周围有红晕，无脐眼。疱液初时为透明，后混浊；继发感染可呈脓性，结痂时间延长并可留有瘢痕。如无感染，1～2周后痂皮脱落，一般不留瘢痕。在疾病高峰期可见到丘疹、新旧水疱和结痂同时存在。皮疹分布呈向心性，集中

在皮肤受压或易受刺激处,开始为躯干,以后至面部、头皮,四肢远端较少,瘙痒感重。黏膜皮疹可出现在口腔、结膜、生殖器等处,易破溃形成浅溃疡。

②重症水痘:多发生于恶性疾病或免疫功能低下的患儿,表现为持续高热,皮损常呈离心性分布,四肢多,分布广泛,水疱疹有脐眼,偶为出血性。可发生暴发性紫癜,伴有坏疽。

③先天性水痘:孕妇在妊娠早期时感染,累及胎儿而致多发性先天性畸形,患儿常在1岁内死亡,存活者留有严重神经系统伤残。

④并发症:主要有肺炎、脑炎、皮肤继发性细菌感染。

(3)辅助检查。患儿的辅助检查结果存在以下特点。

①血常规:白细胞总数正常或稍增高。

②疱疹刮片或组织活检:刮取新鲜疱疹基底物用瑞氏或吉姆萨染色,可见多核巨细胞,用酸性染色,可见核内包涵体。

③血清抗体检测:可用补体结合试验等方法测定。水痘患儿于出疹后1~4天血清中即出现补体结合抗体,2~6周达高峰,6~12个月后逐渐下降。

2. 护理诊断

(1)体温过高,与病毒血症有关。

(2)皮肤完整性受损,与水痘病毒、继发细菌感染有关。

(3)有继发感染风险,与皮肤受损有关。

(4)潜在并发症,包括肺炎、脑炎等。

(5)有传播感染可能,与呼吸道及疱液排出病毒有关。

3. 护理目标

患儿体温恢复正常。

患儿皮肤、黏膜恢复正常。

患儿无脑炎等并发症。

患儿在家隔离治疗,至疱疹全部结痂或出疹后7天止。

4. 护理措施

(1)观察体温变化。患儿多仅有中、低度发热,不必用降温药物,可控制室温,多饮水,卧床休息至体温正常。同时给予易消化的饮食,做好口腔护理。如有高热可用物理降温,避免使用阿司匹林。

(2)皮肤的护理。护理过程中注意以下几点。

①室温适宜,衣被不宜过厚,勤换内衣,保持皮肤清洁,防止继发感染。

②剪短指甲,婴幼儿可戴并指手套,以免抓伤皮肤继发感染或留下瘢痕。

③患儿皮肤瘙痒时,设法分散其注意力,或用温水洗浴,局部涂0.25%冰片炉甘石洗

剂或 5% 碳酸氢钠溶液，亦可遵医嘱口服抗组胺药物。疱疹破溃时涂 1% 甲紫，继发感染者局部用抗生素软膏，或遵医嘱给予抗生素口服控制感染。

（3）病情观察。注意观察患儿精神、体温、食欲及有无呕吐等，及早发现并发症，并予以相应的治疗及护理。如有口腔疱疹溃疡影响进食，应予补液。

（4）预防感染的传播。呼吸道隔离至疱疹全部结痂或出疹后 7 天止。易感儿接触患者后应隔离观察 3 周。保持室内空气新鲜，托幼机构宜采用紫外线消毒。避免患儿与易感儿接触。易感人群接触病毒者可用丙种球蛋白或带状疱疹免疫球蛋白肌内注射。

5. 健康教育

告知患儿隔离时间，做好家长的心理护理，减轻家长的恐惧及焦虑，取得家长合作。对社区人群除进行疾病病因、表现、特点、治疗、护理要点的知识宣传教育外，还要重点加强预防知识教育。

6. 护理评价

评价患儿体温是否恢复正常，皮疹是否完全消退；患儿有无并发症发生；家长是否能掌握与水痘有关的护理知识。

第二节　猩红热

一、概述

（一）概念

猩红热主要是由 β（乙）型 A 群溶血性链球菌所引起的急性呼吸道传染病。临床表现为突然发热、咽峡炎、全身弥漫性鲜红色皮疹和疹退后明显脱皮。全年均可发病，冬春季节多见，儿童好发，感染后可获得较持久的免疫力。

（二）发病机制

猩红热的致病菌为 β 型 A 群溶血性链球菌，致病菌及其毒素（红疹毒素）在侵入部位及其周围组织引起炎性和化脓性变化，并进入血循环，引起败血症。红疹毒素经咽部血管进入血液循环后引起全身中毒症状，可使皮肤血管充血水肿，以毛囊周围最为明显，形成典型的猩红热样皮疹。少数患儿可出现心、肾及关节的变态反应性病变。

（三）治疗原则

应隔离患儿；强调早期彻底治疗；药物首选青霉素 G；防治并发症。

二、护理

（一）护理评估

1. 流行病学

β型A群溶血性链球菌是本病的致病菌。患者和带菌者为传染源，自发病前24小时到疾病高峰时期传染性最强，主要是通过呼吸道飞沫传播，在阳光不足、空气不流通、人口拥挤的地方较易传播。人群普遍易感，但以3~7岁儿童多见。应详细了解患儿的生活环境及传染源接触史。

2. 身体状况

应评估患儿的相关症状及并发症情况。猩红热分型及并发症如下。

（1）普通型。潜伏期一般2~5天，最短1天，最长7天。起病急骤，患儿发热，体温可高于40.5℃。婴幼儿起病时可产生惊厥或谵妄。患儿全身不适，咽喉疼痛明显，扁桃体上可见点状或片状分泌物。软腭充血水肿，并可有米粒大的红色斑疹或出血点，即黏膜内疹，一般先于皮疹出现。舌头红，舌乳头红肿，称"杨梅舌"。颈部及颌下淋巴结肿大，有触痛。皮疹于24小时左右迅速出现，最初见于耳后、颈部与上胸部，1天内迅速蔓延至全身。典型皮疹为弥漫性针尖大小的红色小丘疹，压之褪色，触之如粗砂纸样，偶呈"鸡皮样"丘疹。疹间皮肤潮红。面颊部潮红无皮疹，而口周皮肤苍白，称"口周苍白圈"。皮肤皱褶处，如腋窝、肘、腹股沟等处，皮疹密集，易摩擦出血而形成深红色线条，称为"帕氏线"。病程第1周末开始脱屑，是猩红热特征性症状之一，首见于面部，次及躯干，然后到达肢体与手、足。面部及躯干常为糠屑状脱皮，手、足可见大片脱皮，呈"手套""袜套"状。脱屑程度与皮疹轻重有关，一般2~4周脱净，不留色素沉着。

（2）其他类型。

①轻型。全部病程中缺乏特征性症状，往往至出现典型的皮肤脱屑时，才取得回顾性的诊断。患者可有1~2天低热或不发热，皮疹隐约可见，出疹期很短，无"杨梅舌"。发病后1~3周皮肤脱屑或脱皮。

②中毒型。起病急骤，体温升高及全身中毒症状明显，头痛、惊厥、呕吐为常见症状。咽扁桃体炎症严重。有明显红斑疹。可合并脓毒症状，甚至发生休克，危险性很高。

③外科型。链球菌经皮肤或黏膜伤口感染时，可有局部急性化脓性病变，皮疹从创口开始，再发展到其他部位皮肤。无咽炎和"杨梅舌"。

（3）并发症。常见的并发症是变态反应性炎症，如急性肾小球肾炎、风湿热等。

3. 辅助检查

猩红热患儿的辅助检查结果存在以下特点。

（1）血常规。白细胞总数增高，中性粒细胞占80%以上。

（2）分泌物培养。咽分泌物和伤口分泌物培养可分离出 β 型 A 群溶血性链球菌。

（3）咽拭子涂片免疫荧光法。可查出 β 型 A 群溶血性链球菌。

（二）护理诊断

1. 体温过高

与感染、毒血症有关。

2. 皮肤完整性受损

与皮疹、脱皮有关。

3. 潜在并发症

肾炎、风湿热等。

4. 传染风险

与呼吸道排出致病菌有关。

（三）护理目标

患儿体温恢复正常。

患儿皮肤、黏膜恢复正常。

患儿无肾炎、风湿热等并发症。

隔离患儿至临床症状消失后 1 周。

（四）护理措施

1. 发热护理

急性期嘱患儿绝对卧床休息 2～3 周以减少并发症，并做好一切生活护理。

给予适当物理降温，可头部冷敷、温水擦浴或遵医嘱服用解热镇痛剂。忌用冷水或乙醇擦浴。

急性期给予营养丰富的含大量维生素且易消化的流质、半流质饮食，恢复期给予软食，鼓励并帮助患儿进食。供给充足的水分，以利散热及排泄毒素。

遵医嘱及早使用青霉素 G 治疗，并给予溶菌酶含片。对青霉素过敏者，可改用红霉素或磺胺类药物，总疗程 7～10 天。

用温生理盐水漱口，每天 4～6 次。

2. 皮肤护理

观察皮疹及脱皮情况。保持皮肤清洁,衣被勤洗换。可用温水清洗皮肤(禁用肥皂水)。剪短患儿指甲，避免抓破皮肤。脱皮时勿用手撕扯，可用消毒剪刀修剪，以防感染。

3. 观察病情

注意监测生命体征，每 4 小时测体温、脉搏、呼吸，体温正常后可改为每日测 2 次。注意观察患儿精神状态、面色、尿色、尿量等变化。必要时及时与医生联系并进行相应处理。

4. 预防感染的传播

隔离患儿至临床症状消失后 1 周，且连续咽拭子培养 3 次阴性为止。有化脓性并发症者应隔离至治愈为止。居室要注意经常通风换气，保持空气新鲜。医护人员接触患儿需戴口罩，对患儿鼻咽分泌物及其他污染物，应随时进行消毒和终末消毒。在病毒流行期间，儿童尽量避免去公共场所。

（五）健康教育

发现患儿应立即隔离，努力做到早发现、早报告、早诊断、早隔离并及时就近住院治疗。切断传播途径，病室注意通风换气，充分利用日光或紫外线照射。病毒流行期间托儿所、幼儿园等儿童机构应暂停接送和接收易感儿。

（六）护理评价

评价患儿体温是否恢复正常，皮疹是否完全消退；患儿是否发生并发症；家长是否能掌握与猩红热有关的隔离、用药、饮食、退热的护理知识。

第三节 流行性腮腺炎

一、概述

（一）概念

流行性腮腺炎（简称腮腺炎或流腮）是由腮腺炎病毒引起的急性呼吸道传染病，其临床表现以腮腺非化脓性肿痛为特征，并可累及其他腺体组织或脏器，患者大多有发热、咀嚼受限。

（二）发病机制

腮腺炎病毒首先侵入口腔黏膜和鼻黏膜，并在上皮组织中大量增生后进入血液循环。各种腺体组织如睾丸、卵巢、胰腺、小肠、胸腺、甲状腺等均有受侵的机会，脑、脑膜、肝及心肌也常被累及。

（三）治疗原则

主要是对症及支持治疗，如注意休息、降温、止痛、消肿、预防并发症等。

二、护理

（一）护理评估

1. 流行病学

腮腺炎病毒通过飞沫传播（唾液及污染的衣服亦可传染），患者和隐性感染者是传染源。感染后可获得免疫，患者大多预后良好。孕妇感染本病可通过胎盘传染胎儿，导致胎儿畸形或死亡，流产的发生率也增加。春季常见，好发于儿童及青少年。应了解患儿的传染源接触史、生活环境等。

2. 身体状况

本病潜伏期14~25天，平均18天。起病大多较急，部分患儿有发热、头痛、乏力、纳差等前驱症状。1~2天后腮腺逐渐肿大，体温可高于39 ℃，体温增高的程度及持续时间的长短与腮腺肿大程度无关。一般一侧腮腺先肿大，2~4天后累及对侧，或双侧同时肿大。肿大的腮腺以耳垂为中心，向前、后、下发展，状如梨形，边缘不清。局部皮肤紧张、发热但不发红，触之坚韧有弹性，有轻触痛。可伴随周围组织水肿、灼热、疼痛和感觉过敏。张口、咀嚼、食酸性食物时胀痛加剧。腮腺管口早期可有红肿，但压之无脓液流出。腮腺肿大2~3天达高峰，持续4~5天后逐渐消退。颌下腺、舌下腺、颈淋巴结可同时受累。重症患者可并发脑膜炎，部分青少年和成年人可发生睾丸炎或卵巢炎。应详细评估患儿的症状。

3. 辅助检查

本病患儿的辅助检查结果存在以下特点。

（1）血常规。白细胞计数正常或稍低，后期淋巴细胞相对增多。有并发症时白细胞计数可增高。

（2）血清和尿淀粉酶测定。90%的患者早期血清和尿淀粉酶轻度或中度增高，有助诊断。淀粉酶增高程度往往与腮腺肿胀程度成正比。

（3）血清抗体检查。血清特异性抗体IgM增高可作为近期感染的诊断依据。

（二）护理诊断

1. 疼痛

与腮腺非化脓性炎症有关。

2. 体温过高

与病毒感染有关。

3. 潜在并发症

胰腺炎、脑膜炎、睾丸炎。

4. 传染风险

与患儿排出病原体有关。

（三）护理目标

消除患儿疼痛。

患儿体温恢复正常。

患儿无并发症。

对患儿采取呼吸道隔离至腮腺完全消肿后 3 天。

（四）护理措施

1. 减轻疼痛

应给予富有营养、易消化的半流质饮食或软食，忌酸、辣、硬而干燥的食物，以免引起唾液分泌增多，肿痛加剧。

采用局部冷敷收缩血管，减轻炎症充血程度及疼痛。可用茶水或食醋调中药如意金黄散敷于患处，保持药物湿润，以发挥药效并防止干裂所引起的疼痛。或采用氦氖激光局部照射，减轻局部症状。

用温盐水漱口或多饮水，保持口腔清洁，以预防继发感染。

2. 降温

控制体温，采用头部冷敷、温水浴进行物理降温或服用适量退热剂。发热伴有并发症者应卧床休息至热退。鼓励患儿多饮水以利汗液蒸发散热，并应监测体温。发热早期可给予利巴韦林、干扰素或板蓝根抗病毒治疗。

3. 病情观察

应密切观察患儿有无脑膜炎、睾丸炎、急性胰腺炎等并发症的临床征象，一旦发现异常，立即通知医生并给予相应治疗和护理。

4. 预防感染的传播

对患儿应采取呼吸道隔离至腮腺肿大完全消退后 3 天。居室应空气流通，对患儿呼吸道的分泌物及其污染的物品应进行消毒。在流行期间应加强托幼机构的晨检。对易感儿可接种腮腺炎减毒活疫苗，90% 接种者可产生抗体。

（五）健康教育

单纯腮腺炎患儿可在家隔离治疗护理，应指导家长做好隔离、用药、饮食、退热等护理，并学会观察病情，一旦出现严重症状，立即到医院就诊。

（六）护理评价

评价患儿疼痛是否消失，体温是否恢复正常；患儿有无胰腺炎、脑膜炎、睾丸炎等并发症；患儿是否进行有效隔离。

第四节　中毒型细菌性痢疾

一、概述

（一）概念

中毒型细菌性痢疾是急性细菌性痢疾的危重型，是由志贺菌属引起的常见肠道传染病。起病急骤，患者突发高热，病情严重，迅速恶化并出现惊厥、昏迷、休克和呼吸衰竭。本病多见于 2～7 岁儿童，病死率高。

（二）发病机制

中毒型痢疾的发生机制尚不十分清楚，可能和机体对细菌毒素产生异常强烈的变态反应（全身炎症反应综合征）有关。志贺菌属毒素从肠壁吸收入血后，引起发热、毒血症及急性微循环障碍。上述病变在脑组织中最为显著，可引起脑水肿甚至脑疝，导致昏迷、抽搐及呼吸衰竭，是中毒型细菌性痢疾患者死亡的主要原因。

（三）治疗原则

由于本病病情危急，发展迅速，必须强调早期诊断和早期治疗的重要性，疾病早期应采取抗感染、抗休克、防治脑水肿和呼吸衰竭及抗菌治疗等综合性抢救措施。

二、护理

（一）护理评估

1. 病原学和流行病学

细菌性痢疾的致病菌为志贺菌属，革兰氏阴性杆菌，我国以福氏志贺菌多见。志贺菌属对外界抵抗力较强，耐寒、耐湿，但不耐热和阳光，一般消毒剂均可将其灭活。

患者和带菌者为本病传染源，主要通过消化道传播。本病也可通过苍蝇、蟑螂等污染食物而传播。夏秋季发病率较高。不同菌群和血清型之间无交叉免疫，容易多次感染和重复感染。多见于平素体格健壮、营养状况好的儿童。应对患儿的生活环境和传染源接触史详加了解。

2. 身体状况

应详细评估患儿的病情。本病潜伏期多数为 1～2 天，短者数小时。起病急，发展快，患儿体温可高于 40 ℃（少数患儿体温不高），迅速发生呼吸衰竭、休克或昏迷。肠道症状多不明显，可无腹痛与腹泻。也有患儿在发热、脓血便后 2～3 天开始发展为中毒型。根据其主要表现又可分为以下四型。

（1）休克型（皮肤内脏微循环障碍型）。主要表现为感染性休克，前期为微循环障碍，后期为微循环淤血、缺氧，患儿烦躁、精神萎靡、面色苍白、末梢循环差、血压下降、少尿或无尿，可伴心、肺、血液、肾脏等多组织器官功能障碍。

（2）脑型（脑微循环障碍型）。以脑水肿为主要表现，发生反复惊厥、昏迷和呼吸衰竭。前期有嗜睡、呕吐、头痛、血压偏高，心率相对缓慢。随病情进展患儿很快进入昏迷、频繁或持续惊厥。瞳孔大小不等，对光反射消失，甚至发生中枢型呼吸衰竭。此型较严重，病死率高。

（3）肺型（肺微循环障碍型）。主要表现为呼吸窘迫综合征，以肺微循环障碍为主，患儿烦躁不安，呼吸加快，进行性呼吸困难。此型常在脑型或休克型基础上发展而来，病情危重，病死率高。

（4）混合型。上述两型或三型同时或先后出现，是最为凶险的一型，病死率很高。

3. 辅助检查

本病患儿的辅助检查结果存在以下特点。

（1）大便常规。病初可正常，以后出现脓血黏液便，镜检有成堆脓细胞、红细胞和吞噬细胞。

（2）大便培养。可分离出志贺菌属。

（3）外周血象。白细胞总数多增高，以中性粒细胞为主，并且可见核左移。当有弥散性血管内凝血（DIC）时，血小板明显减少。

（4）免疫学检测。应用荧光物质标记的志贺菌属特异性多价抗体来检测大便标本中的致病菌，方法各异，都较快速，但特异性有待提高。

（二）护理诊断

1. 体温过高

与志贺菌属毒素作用有关。

2. 潜在并发症

休克、呼吸衰竭等。

3. 腹泻

与肠内细菌感染有关。

4. 传染风险

与病原体排出有关。

5. 焦虑

与疾病危重有关。

（三）护理目标

患儿体温在短时间内下降并保持正常。

患儿重要器官的组织灌流量维持正常，血压正常、抽搐停止、神志恢复。

患儿的大便恢复正常。

患儿及家属能说出保证饮食卫生及隔离消毒的重要性与方法，并自觉遵守、密切配合医疗工作。

家长能正确对待患儿的疾病，情绪稳定。

（四）护理措施

1. 高热的护理

绝对卧床休息，监测体温，综合使用物理降温、药物降温甚至亚冬眠疗法，使患儿体温在短时间内降至 37 ℃左右，防高热惊厥致脑缺氧、脑水肿加重。

2. 惊厥、呼吸衰竭的护理

除严密监测患儿生命体征、降温、保持呼吸道通畅、充分给氧、加强五官护理、防坠床外，还应及时静脉注射 20% 甘露醇，配合使用呋塞米及肾上腺皮质激素降低颅内压。记录好出入液体量。使用地西泮、苯巴比妥钠等镇静止惊，必要时行亚冬眠疗法。危急时行气管插管或气管切开，使用人工呼吸机维持呼吸。

3. 休克的护理

患儿取平卧位，注意保温，严密监测患儿生命体征，密切监测病情。建立有效的静脉通路，注意调节好输液速度，速度过慢休克难纠正，过快则导致心衰。观察尿量，严格记录出入量。有弥散性血管内凝血者，用肝素抗凝治疗。

4. 腹泻的护理

记录大便次数、性状及量，正确估计水分丢失量。供给易消化的流质饮食，嘱患儿多饮水，不能进食者经静脉补充营养。勤换尿布，便后及时清洗，预防臀红。及时采集大便标本送检，必要时用取便器或肛门拭子采集标本。

5. 隔离消毒措施

患儿采取肠道隔离至临床症状消失后 1 周或连续 3 次粪培养阴性。尤其要加强患儿粪便、便器及尿布的消毒处理。向家属解释隔离消毒的重要性，具体指导消毒方法，使其自觉遵守，配合好医院的各项隔离消毒制度。在细菌性痢疾流行期间，易感儿可口服多价痢疾减毒活疫苗。密切接触者应医学观察 7 天。

6. 心理护理

保持环境安静，护理患儿时冷静、耐心。主动向患儿和家属解释病情，消除其紧张和顾虑，使之配合治疗并得到充分的休息。经常巡视病房，及时解决患儿的问题。

（五）健康教育

对家长及患儿进行卫生教育，嘱其讲究饮食卫生，养成良好的洗手习惯，提高保健意识。向患儿及家长讲解本病的传播方式和预防知识。

（六）护理评价

评价患儿体温、血压是否在预期时间内恢复正常并维持稳定，神志何时转清醒；患儿何时腹泻停止；家属及患儿能否明白隔离消毒的重要性，能否说出保证饮食卫生和培养良好的个人卫生习惯的必要性及具体做法；家长是否情绪稳定。

第五节　结核病

一、原发型肺结核患儿的护理

（一）概述

1. 概念

原发型肺结核为结核分枝杆菌初次侵入人体后发生的原发感染，是儿童肺结核的主要类型。它包括原发复合征和支气管淋巴结结核，两者在临床上难以区分，只是在 X 线检查时有不同表现。一般预后良好，但也可继续发展甚至恶化，出现干酪性肺炎、血行播散或结核性脑膜炎。

2. 发病机制

结核分枝杆菌侵入肺部形成原发病灶，多位于胸膜下、肺上叶底部和下叶的上部，常靠近胸膜，右肺较多见。结核分枝杆菌通过呼吸道到达肺内，在毛细支气管和肺泡内生长，引起结核性细支气管炎，继而形成结节或结核性肺炎。在原发感染过程中结核菌经淋巴管到达局部淋巴结，引起气管旁或支气管旁淋巴结病变。当病变继续发展，可穿破气管、支气管壁而形成气管内结核，若淋巴结干酪物质破入气管，可引起肺部播散性病变。由肺原发病灶、肺门淋巴结病变及两者之间的淋巴管炎形成典型的原发复合征，呈"双极"病变。

因肺原发病灶较小或被纵隔遮盖，X 线片无法查出，或原发灶已经吸收，仅留下局部肿大的淋巴结，即诊断为支气管淋巴结结核。

原发型肺结核的病理转归有吸收好转、进展、恶化。多数患儿吸收好转，出现钙化或硬结。也可进展为空洞型肺结核、干酪性肺炎等。病变恶化是指结核分枝杆菌经血行播散，引起急性粟粒性肺结核或全身性粟粒性结核病。

（二）护理

1. 护理评估

（1）身体状况。应仔细评估患儿症状，并判断结核病的活动性。

轻症可无症状，仅体检时发现。婴儿一般比年长儿症状明显，可表现为急性高热，但一般情况尚好，与发热不相称。2~3周后转为持续低热。若有淋巴结高度肿大，可产生压迫症状，出现类似百日咳样痉挛性咳嗽、喘鸣或声音嘶哑。年长儿可不出现任何症状，仅于X线检查时被发现。较重者以结核中毒症状为主，表现为长期不规则低热、食欲缺乏、消瘦、盗汗、疲乏等。体检可见周围淋巴结有不同程度肿大，婴儿可伴肝、脾肿大。肺部体征不明显，与肺内病变不一致。部分患儿可有疱疹性结膜炎、皮肤结节性红斑或多发性、一过性关节炎等结核变态反应表现。

判断儿童结核病具有活动性的参考指标为：①结核菌素试验强阳性者。②3岁以下尤其是1岁以下婴儿未接种卡介苗而结核菌素试验阳性者。③有发热及其他结核中毒症状者。④排出物中找到结核分枝杆菌者。⑤胸部X线检查显示活动性原发型肺结核改变者。⑥血沉加快而无其他原因解释者。⑦纤维支气管镜检查有明显支气管结核病变者。

（2）辅助检查。本病患儿的辅助检查结果具有以下特点。

①X线检查：X线检查是诊断原发型肺结核的重要方法之一，对确定肺结核病灶的性质、部位、范围及其发展情况和决定治疗方案等具有重要作用。最好同时做正、侧位胸部X线检查，侧位片对发现肿大的淋巴结或靠近肺门部位的原发病灶有不可忽视的作用。原发复合征的典型特征是哑铃型"双极影"。

②纤维支气管镜检查：纤维支气管镜可检查蔓延至支气管内的结核病变。可见到肿大淋巴结压迫支气管导致管腔狭窄，或与支气管壁粘连固定，以致活动受限；黏膜充血、水肿、炎性浸润、溃疡或肉芽肿；在淋巴结穿孔前期，可见突入支气管腔的肿块；淋巴结穿孔形成淋巴结支气管瘘，穿孔口呈火山口样突起、色泽红，且有干酪样物质排出。

③结核菌素试验：强阳性或由阴转阳。

2. 护理诊断

（1）营养失调，与食欲差、消耗增加有关。

（2）活动无耐力。

（3）有传染风险，与排出结核分枝杆菌有关。

（4）知识缺乏。家长缺乏传染病的相关知识及信息来源。

（5）抗结核药物的不良反应，以及病情恶化。

3. 护理目标

患儿摄入的营养达到需要量，体重达到正常标准，活动耐力增加。

无感染播散。

患儿及家长情绪稳定，能积极地配合治疗及护理。

患儿无并发症。

4. 护理措施

（1）饮食护理。结核病为慢性消耗性疾病，加强饮食护理特别重要，应给予患儿高热量、高蛋白、高维生素、富含钙质的食物，以增强抵抗力，促进机体修复和病灶愈合。护理人员必须指导家长为患儿选择每天的主、副食种类和量，尽量提供患儿喜爱的食品，注意食品的制作方法，以增加食欲。

（2）日常生活护理。建立合理的生活制度，注意室内空气新鲜、阳光充足。有发热和中毒症状的患儿应休息，在病情稳定期间仍应注意休息，保证足够的睡眠时间，同时可进行适当的户外活动。患儿出汗多，需做好皮肤护理。患儿呼吸道抵抗力差，应严防受凉引起上呼吸道感染。

（3）用药护理。由于抗结核药物大多有胃肠道反应，要注意患儿食欲的变化，有些药物对肝、肾有损伤，应定期检查尿常规、肝功能。使用链霉素的患儿，尤其要注意有无发呆、抓耳挠腮等听神经损害的现象，若有异常应及时和医生联系，以决定是否停药。

（4）预防感染传播。结核病患儿活动期应采取呼吸道隔离措施，对患儿呼吸道的分泌物、餐具、痰杯进行消毒处理。避免患儿与开放性结核病人接触，以免重复感染。积极防治各种急性传染病，如麻疹、百日咳等，防止结核病情恶化。

5. 健康教育

结核病病程长，治疗用药时间长。应向患儿及家长讲解坚持全程正规服药的重要性。

对原发型肺结核患儿采取呼吸道隔离措施，对患儿呼吸道的分泌物、餐具、痰杯进行消毒处理。

指导家长做好患儿的生活和饮食护理。

在治疗期间应密切观察药物的毒副作用，一旦发生毒副反应立即就诊。

注意定期复查，了解药物使用情况和治疗效果，以便根据病情调整治疗方案。

6. 护理评价

评价患儿在体征和症状上是否有所改善，患儿是否出现与疾病相关的其他并发症，家长是否掌握了本病的相关知识，能否在药物治疗和生活上合理地护理患儿。

二、急性粟粒型肺结核患儿的护理

（一）概述

1. 概念

急性粟粒型肺结核或称急性血行播散型肺结核，常是原发复合征恶化的结果，是由胸腔内淋巴结或原发灶内大量结核分枝杆菌进入血流所引起，多见于幼儿初次感染后 3~6 个月以内。本病若早期发现，及时治疗，则预后良好。伴结核性脑膜炎时，预后较差。

2. 发病机制

原发灶或胸腔内淋巴结干酪样坏死病变破溃，致大量结核分枝杆菌进入肺部引起粟粒型肺结核。如结核分枝杆菌经血行或经淋巴播散至全身引起急性全身性粟粒型结核病，可累及肺、脑、脑膜、肝、脾、腹膜、肠、肠系膜淋巴结、肾、肾上腺及心脏等。婴幼儿因年龄小、免疫力低下，当细菌量过多、变态反应剧烈时容易发病，尤易发生于麻疹、百日咳等急性传染病后和营养不良时。春季发病较多。

3. 治疗原则

杀死病灶中的结核分枝杆菌和防止血行播散，遵循结核病的总体治疗原则。

（二）护理

1. 护理评估

（1）健康史。急性粟粒型结核为大量结核分枝杆菌同时或在极短时间内相继进入血流所引起，急性粟粒型肺结核是全身性粟粒型结核病在肺部的表现。胸腔内淋巴结或初次感染灶干酪样坏死病变破溃侵入血管，大量结核分枝杆菌借血循环可达到全身主要脏器，如肺、脑、脑膜、肝、脾、肾、肠等，引起粟粒样结节病变，患儿体内常能找到原发病灶。在病因上，除结核分枝杆菌血症外，患儿的高度过敏状态是重要因素。麻疹、百日咳和营养不良等常为发病诱因，最多见于婴幼儿初次感染后 3 个月内。应对患儿的健康史仔细评估。

（2）身体状况。应仔细检查患儿的症状及体征。起病可急可缓。缓者只有低热和结核中毒症状，但多数患儿起病较急，症状以高热和严重中毒症状为主，很像伤寒，故称为"伤寒型"。有些患儿除高热外有咳嗽、呼吸急促、发绀，即"肺型"。有的患儿从起病时即出现脑膜刺激症状，即"脑膜型"。此外还有"败血症型"，除弛张热和中毒症状外，有全身紫癜和出血现象。少数婴幼儿表现为消化道功能紊乱、营养不良和明显消瘦。体格检查往往缺少明显体征。少数患儿晚期在肺部可听到细湿啰音。约半数患儿可有全身淋巴结、肝、脾肿大。急性粟粒型肺结核特点为呼吸道症状、肺部体征和 X 线检查的不匹配，即呼吸道症状多不明显，肺部缺乏阳性体征，但 X 线检查变化明显，有时可见蜂窝性肺气肿、肺大疱、自发性气胸、纵隔气肿和皮下气肿等。临床上一般须在症状出现 2～3 周后才能见到典型 X 线改变。眼底检查 34% 的患儿发现脉络膜结核结节，少数患儿可见皮肤粟粒疹，均可协助诊断。

（3）辅助检查。本病患儿的辅助检查结果具有以下特点。

①血液检查：白细胞可减低或升高，约 40% 的患儿白细胞升高，有时可达 $20 \times 10^9/L$ 以上，伴有中粒性白细胞增多及核左移，少数患儿有类白血病反应。

②胸部 X 线片：此检查常对诊断起决定性作用。在起病后 2～3 周胸部摄片可发现大

小一致、密度一致、分布均匀的粟粒状阴影，密布于两侧肺野。

③其他：重症患儿结核菌素试验可呈假阴性。痰或胃液中可查到结核分枝杆菌。粟粒疹和眼底检查所见的结核结节有诊断意义。

2. 护理诊断

（1）体温过高，与结核分枝杆菌感染中毒有关。

（2）气体交换受损，与肺部广泛粟粒状结核病灶影响呼吸有关。

（3）营养失调，与食欲差、消耗增加有关。

（4）传染风险，与患儿为开放性结核有关。

（5）潜在并发症。结核分枝杆菌可播散至全身主要脏器。

（6）相关知识缺乏。家长缺乏与本病有关的知识。

3. 护理目标

患儿能够获得及时的治疗与护理。

患儿能够得到足够的营养。

无感染的扩散，患儿无并发症。

患儿家长能掌握此病的病因，能接受疾病的事实，并能主动配合治疗与护理。

4. 护理措施

观察体温变化，给予对症处理，患儿出汗后及时清洁皮肤，更换内衣、床单。

患儿应卧床休息，保持安静，保持呼吸道通畅，必要时吸氧。

为患儿供给充足的营养。

注意隔离与消毒。

密切观察患儿病情变化，监测体温、呼吸、脉搏及神志变化，如出现烦躁不安、嗜睡、头痛、呕吐、惊厥等脑膜炎症状，及时通知医生，并积极配合救治。

遵医嘱进行积极有效的抗结核治疗，注意观察药物毒副作用。

5. 健康教育

向患儿家长解释本病的病因及发病机制。由于患儿中枢神经系统发育尚不健全，抵抗力低下，罹患本病后病情严重，病程较长，疾病消耗大，且易感染。因此，除了正确使用药物外，严密观察病情和精心护理也是促进病情好转的关键。做到这几点对预防并发症、降低病死率、促进患儿康复具有重要的意义。

6. 护理评价

评价患儿生命体征是否维持在正常范围；患儿的营养需求能否得到满足；水、电解质能否维持平衡；家属和患儿能否正确对待本病，恐惧感是否减轻或消失；对有后遗症的患儿，家属能否掌握康复护理方法。

参考文献

[1] 陈玉洁. 儿科护理细节问答 [M]. 北京：科学技术文献出版社，2020.

[2] 单既利，王广军，肖芳，等. 实用儿科诊疗护理 [M]. 青岛：中国海洋大学出版社，2019.

[3] 丁淑贞，倪雪莲. 儿科护理学 [M]. 北京：中国协和医科大学出版社，2019.

[4] 高正春. 护理综合技术 [M]. 武汉：华中科学技术大学出版社，2021.

[5] 李立伟，侯建炜，韦桂姬，等. 儿科护理学服务性学习项目开发与设计 [J]. 卫生职业教育，2022，40（11）：69-72.

[6] 林梅. 儿科护理 [M]. 北京：中国中医药出版社，2015.

[7] 刘红霞. 医院儿科护理单元环境设计研究 [D]. 长春：吉林建筑工程学院，2012.

[8] 刘丽. 儿科诊疗技术与临床应用 [M]. 北京：科学技术文献出版社，2020.

[9] 陆群峰，黄勤. 新编儿科护理学考题解析 [M]. 上海：复旦大学出版社，2020.

[10] 邵惠. 现代儿科护理学实践 [M]. 北京：科学技术文献出版社，2020.

[11] 宋春丽. 儿童临床护理学与标准化护理管理 [M]. 西安：陕西科学技术出版社，2020.

[12] 宋莉. 临床儿科护理管理研究及其信息化系统的设计与实现 [D]. 成都：电子科技大学，2010.

[13] 王虹，刘爱钦，谢治梅. 儿科护理学 [M]. 武汉：湖北科学技术出版社，2020.

[14] 王雁，杜宏. 儿科护理 [M]. 济南：山东人民出版社，2016.

[15] 王永芹. 现代儿科护理规范 [M]. 哈尔滨：黑龙江科学技术出版社，2020.

[16] 吴云梅，高晓娜，冯洁. 现代临床儿科护理学 [M]. 长春：吉林科学技术出版社，2019.

[17] 颜德仁. 儿科护理 [M]. 上海：同济大学出版社，2020.

[18] 于广军. 基层儿科实用培训教程 [M]. 北京：人民卫生出版社，2021.

[19] 余艳兰. 儿科护理学技能教学评价指标体系的初步构建 [D]. 长沙：湖南中医药大学，2010.

[20] 岳丽青，卢敬梅. 常用护理操作技术规范试题集 [M]. 长沙：湖南科学技术出版社，2022.

[21] 张念香. 临床儿科护理学 [M]. 北京：科学出版社，2020.

[22] 张霞. 风险防范护理模式在儿科护理中的应用效果分析 [J]. 中国社区医师，2022，38（22）：139-141.

[23] 张玉兰，卢敏芳. 儿科护理 [M]. 北京：人民卫生出版社，2020.

[24] 邹华. PBL 联合 LBL 在中医儿科护理学教学中的应用 [D]. 长沙：湖南中医药大学，2012.